L'APPROCHE CONTRACTUELLE DANS LES FORMATIONS SANITAIRES PUBLIQUES DU TOGO

Une solution au dysfonctionnement des hôpitaux en Afrique

Pr Moustafa MIJIYAWA

L'APPROCHE CONTRACTUELLE DANS LES FORMATIONS SANITAIRES PUBLIQUES DU TOGO

Une solution au dysfonctionnement des hôpitaux en Afrique

L'Harmattan

5-7, rue de l'École-Polytechnique ; 75005 Paris

http://www.librairieharmattan.com

ISBN : 978-2-14-031848-1
EAN : 9782140318481

DÉDICACE

Je dédie cet ouvrage au Président de la République du Togo, Son Excellence Faure Essozimna Gnassingbé, qui a rendu possible la mise en œuvre de la contractualisation dans les formations sanitaires de notre pays, et aux populations togolaises dont les préoccupations et les besoins justifient notre raison d'être.

CITATION

La nature est probabiliste, l'information incomplète, les ressources limitées, les résultats essentiels et les décisions inévitables.

H.S. Frazier, 1980

TABLE DES MATIÈRES

AVANT-PROPOS

Au lendemain des Indépendances, des hôpitaux ou des services spécialisés de référence ont été érigés dans de nombreux pays africains, afin de rehausser le niveau et la qualité des soins, et de réduire notablement le nombre d'évacuations sanitaires. La plupart de ces entités de référence sont devenues fantomatiques au bout de quelques années, faute d'une gestion rigoureuse. L'espérance de vie fonctionnelle de ces entités dépourvues d'une gestion orthodoxe est inférieure à 24 mois. Les évacuations sanitaires auxquelles elles étaient censées remédier sont encore légion, pis-aller d'autant plus dommageable qu'elles n'influencent pratiquement pas les indicateurs de santé et qu'elles aggravent la fracture sanitaire au sein de la population d'un même pays.

La place de la santé et la priorité qu'elle représente ont incité à l'augmentation des ressources à elle consacrées, et à la création de centres de formation en sciences de la santé. S'il est vrai que cette augmentation est loin de couvrir les besoins et les attentes (la déclaration d'Abuja de 2011 par laquelle les Chefs d'État ouest-africains se sont engagés à consacrer 15% du budget aux dépenses de santé n'est mise en œuvre dans pratiquement aucun des pays), il est tout aussi vrai que le peu de ressources disponibles est mal géré. Au rang des racines du mal figurent le non-respect de la chose publique, l'érosion du respect des règles éthiques, et le diktat de l'immédiateté caractéristique d'une société de loisir, de plaisir, et du renoncement à l'effort. Le ressenti et la déception de la population sont d'autant plus marqués que les prouesses nées des fulgurants progrès de la médecine alimentent l'imaginaire et élèvent tout naturellement le niveau des attentes.

La contractualisation est une des approches visant à faire face à cette faillite de gestion du système de santé. Elle a fait la preuve de son efficacité, même dans les vieux pays où la présence de l'État remonte à des siècles, mais où le tout État a fait la preuve de ses limites. C'est pourquoi elle a été recommandée à ses États membres par l'Organisation mondiale de la santé en 2003, selon des règles en harmonie avec la politique nationale de santé.

Le présent ouvrage présente l'expérience togolaise en la matière, dans ses fondements alimentés par de nombreux dysfonctionnements et de multiples pratiques peu recommandables, mais malheureusement bien ancrées dans le système de soins, les modalités pratiques de sa mise en œuvre empreintes d'une forte contextualisation, son coût (6% du budget de fonctionnement des hôpitaux et 20% de l'augmentation des chiffres d'affaires), ses résultats faits d'un important impact sur les indicateurs hospitaliers (tarissement des sources de déperdition, acquisition de matériel grâce aux fonds générés, augmentation du nombre de consultations, du taux de fréquentation, du nombre d'actes, et des chiffres d'affaires), ses limites nées en partie des résistances et de l'hostilité par elle générées, et inhérentes à toute réforme d'assainissement, et ses perspectives en lien avec son inscription dans le temps et son extension à tous les centres de soins. Les particularités de l'approche résident dans son arrimage au contexte, et sa colonne vertébrale dans l'engagement des autorités à avoir posé un diagnostic sans concession du système de santé et une approche thérapeutique cohérente. Les entraves observées sont à rapprocher des réticences inhérentes à toute réforme d'envergure, imposant un inlassable travail de persuasion.

Par devoir et par honnêteté, je tiens à remercier tous ceux qui ont favorisé la mise en œuvre de cette approche dans les hôpitaux publics du Togo, en particulier le Chef de l'État. De même, je remercie tous ceux qui, nombreux, ont soutenu ce projet, ainsi que ceux qui ont consacré leur temps à la lecture critique du manuscrit.

L'ouvrage, à l'usage de tous les acteurs du système de santé, pourrait servir de socle à la réplication de l'expérience togolaise qui s'enrichira inévitablement des apports et de la contribution de tous, ainsi que des résultats de l'évaluation externe demandée par le gouvernement.

Introduction

La santé est l'un des secteurs prioritaires dont tout le monde a conscience, objet de consensus, en tout temps et en tout lieu. Son caractère essentiel est encore plus marqué dans la ceinture de pauvreté du globe, notamment en Afrique sub-saharienne, où la fragilité du système y afférent est notamment attestée par l'une des plus faibles espérances de vie à la naissance. Dans cette partie du monde, la conception métaphysique de l'origine de la maladie, longtemps dominatrice de la pensée médicale, est encore présente dans les esprits. Elle fait la part belle au sacré, à la magie, à la nature, aux ancêtres, aux esprits, aux forces échappant aux organes de sens, et se fonde sur une approche holistique du souffrant, connecté à son histoire et à son environnement, et indissociable de sa communauté dont il constitue un maillon. La théorie des humeurs a servi de socle à cette médecine, en outre basée sur le recours aux plantes, qu'il importe de réhabiliter et d'affiner selon une approche et une méthodologie originale, après la mise entre parenthèses et le rejet induits par la colonisation. Cette médecine, tout comme celle des Grecs au temps d'Hippocrate (460 à 377 avant Jésus Christ), se transmettait de père en fils. La rétribution du soignant, toujours en nature, est le plus souvent différée, la solidarité entre membres de la communauté servant d'ossature à la protection sociale. Ces différentes caractéristiques de la médecine africaine précoloniale ont été remarquablement relayées dans la littérature africaine classique, notamment par Amadou Hamptaté Bâ (L'étrange destin de Wangrin, 1973), Amadou Kourouma (Le soleil des indépendances, 1968) et Sembene Ousmane (Sous l'orage, 1957).

C'est par le biais de la colonisation que la « médecine moderne » fut introduite en Afrique sub-saharienne à la fin du XIXe siècle. Ainsi l'hôpital Nachtigal d'Aného, le premier et le plus prestigieux hôpital du Togo au temps colonial allemand, fut construit en 1893, à proximité du siège du gouvernement colonial allemand de Zébé, dans le but de traiter les fonctionnaires coloniaux allemands. Il porte le nom de Nachtigal (1834-1885) en souvenir du consul allemand qui signa le traité de protectorat avec le roi Mlapa III de Togoville le 5 juillet 1884. Le tissu sanitaire, embryonnaire à cette phase, relevait exclusivement du secteur public. Les soins y seront gratuitement dispensés jusque dans les années 70.

Les premières écoles paramédicales virent le jour à l'époque coloniale dans la plupart des pays africains. L'École de Médecine de l'Afrique Occidentale Française a été créée en 1918 à Dakar pour former des médecins auxiliaires devant seconder les médecins coloniaux, ainsi que des pharmaciens auxiliaires et des sage-femmes. Félix Houphouët-Boigny (1905-1993) en a été le major de la promotion 1925. L'Université Cheikh Anta Diop en sera l'héritière en 1957 et servira de cadre à la formation des médecins de l'Afrique Occidentale Française, avant l'ouverture dans les années 70 par chaque pays de sa propre faculté de médecine. Dans ces facultés, on procéda d'abord à la formation de médecins généralistes, avant celle des spécialistes à partir des années 90. L'hypothèse de la mise sur pied de pôles de spécialisations au service de différents pays est restée un vœu pieux, tout comme celle relative aux pôles d'excellence régionaux en matière de soins, chaque pays étant très attaché à sa souveraineté.

Au Togo, c'est pendant la colonisation allemande (1884-1914) que furent érigés les premiers centres de soins. L'histoire hospitalière du Togo s'est schématiquement déroulée en trois phases : la naissance, la croissance, et la maturation. Naissance avec la construction des premières entités de soins entre 1893 et 1920 et la formation des tout premiers agents de santé, essentiellement axée sur la prévention et le traitement des grandes endémies ; croissance du système, aux lendemains des indépendances, avec la transformation après extension de ces premières entités, en centres hospitaliers universitaires, régionaux et préfectoraux, parallèlement à la construction d'autres entités, le tout aboutissant à ce jour à un tissu de soins d'environ 700 formations réparties dans les trois niveaux de la pyramide sanitaire (le niveau central comportant notamment trois centres hospitalo-universitaires des entités d'envergure nationale (Centre

National de Transfusion Sanguine, Institut National d'Hygiène), le niveau intermédiaire fait de six hôpitaux régionaux, le niveau périphérique fait d'hôpitaux de district et d'unités de soins périphériques) ; et enfin maturation du système, notamment marquée par des mesures relevant de la protection sociale, avec la Caisse Nationale de Sécurité Sociale, fruit d'un long processus remontant à la veille des indépendances, l'Institut National d'Assurance Maladie (au profit des agents de l'État et assimilés), School Assur (assistance sociale au profit des élèves du primaire et du secondaire) et des initiatives dans le secteur informel.

Nommé ministre de la santé et de la protection sociale le 28 juin 2015, suite aux élections présidentielles de mai 2015, j'ai d'emblée été chargé par le Chef de l'État de mettre en œuvre une réforme du mode de gestion des formations sanitaires publiques, fondée sur l'approche contractuelle, dans le cadre d'une politique de renforcement du secteur de la santé. Jusque-là professeur de rhumatologie à la Faculté des Sciences de la Santé de l'Université de Lomé, je n'avais exercé aucune fonction politique. Bien qu'intéressé par les affaires de la cité, je ne m'étais jamais imaginé à la tête d'un département ministériel. Ma nomination est intervenue 19 ans après mon agrégation, et au terme de 25 ans de pratique médicale au centre hospitalo-universitaire Sylvanus Olympio de Lomé, la plus grande formation sanitaire du Togo.

De l'histoire de la médecine notamment française, il découle que les liens entre les médecins et la politique sont de trois catégories :

- Celle que symbolisa Rayer (1793–1867), médecin des troupes de Napoléon III, qui préféra l'influence au pouvoir, en intervenant notamment dans la nomination par le roi de Claude Bernard, en dépit de l'échec de celui-ci au concours d'agrégation, convaincu qu'il fut que ceci ne devrait nullement remettre en cause cette intelligence exceptionnelle ;
- Celle faite de l'attrait de l'exercice du pouvoir, incarnée par Fagon (1638-1718), médecin personnel de Louis XIV, qui se fit nommer commissaire général des pauvres du royaume (équivalent aujourd'hui du ministre de l'action sociale) ;

- Celle attestée par Ambroise Paré (1510-1590), désireux qu'il était de rester dans son strict rôle de soignant, au point de rétorquer à Charles IX qui lui demandait de mieux le soigner que les pauvres, qu'il s'agit d'une mission impossible, dans la mesure où il soigne les pauvres comme des rois.

La pratique médicale quant à elle revêt schématiquement trois niveaux : celui de l'artisan, celui de l'artiste, et celui de l'homme de culture :

- Le premier niveau, celui de l'artisan, consiste à traiter des maladies et résulte de l'application mécanique de protocoles thérapeutiques. C'est la maladie et non le malade qui dicte la conduite du médecin dont elle centralise l'attention, la préoccupation et les gestes. Le praticien n'est dans ces conditions qu'un technicien de maintenance du corps humain, constamment animé du souci de faire preuve d'une parfaite maîtrise technique régie par la stricte application de protocoles.

  C'est malheureusement à ce premier stade que s'accrochent de nombreux médecins, fiers de mettre en œuvre les leçons apprises à la faculté. Cette démarche est illustrée par le recours à de lourds protocoles thérapeutiques (chimiothérapie, radiothérapie) sans impact réel sur la survie, chez des malades atteints de cancers généralisés justiciables de mesures palliatives d'accompagnement ;

- Le deuxième niveau, avant tout utilitaire, mais individuel, consiste à soigner le malade, objet d'une approche holistique et spécifique. Il relève de l'art médical, et fait du médecin non pas un artisan, mais plutôt un artiste. Y intervient la prise en compte de tous les paramètres propres au malade (son passé, son présent, sa psychologie, son être, son cadre de vie, sa vision du monde, ses attentes, son entourage, etc.), socle d'une prise en charge spécifique. Bien évidemment, une telle approche est chronophage, car fondée sur un dialogue équitable, un échange enrichissant tant pour le soignant que pour le soigné, et impose la participation active du malade à sa prise en charge. Le rapport médecin-malade, à défaut d'être horizontal, est tout au moins oblique. Dans un but utilitaire, on s'abstient de recourir à des protocoles standardisés dont on n'est pas sûr d'un gain significatif au profit du malade. De même, le recours à des traitements extrêmes peut s'inscrire dans le même objectif.

Il en est ainsi des lésions traumatiques survenant chez des sportifs professionnels de haut niveau, et nécessitant plus d'une intervention chirurgicale menée par les experts les plus performants, afin de permettre à l'appareil locomoteur de retrouver la plénitude de ses fonctions, indispensable à l'activité professionnelle du patient. Certaines de ces lésions seraient l'objet d'abstention chirurgicale ou d'intervention à minima chez un sportif amateur. Ce n'est donc ni le membre, ni la lésion qui est opérée, mais plutôt le malade, dont le métier a dans le cas d'espèce été déterminant dans le choix thérapeutique : tel fut le cas de Marco Van Basten, triple ballon d'or de football, dont le genou a été opéré à maintes reprises afin d'en assurer la parfaite fonction ;

- - Le troisième niveau, celui de l'homme de culture, résulte d'une approche sociétale et systémique, destinée à sélectionner les actions à fort impact en termes de santé publique. C'est une approche fondée sur l'équité et la justice sociale, à travers la satisfaction des besoins naturels et nécessaires au profit du plus grand nombre. Ainsi, la prise en charge en milieu spécialisé d'un seul patient, atteint d'une lourde maladie, peut nécessiter un coût supérieur à l'adduction en eau potable d'un village, au profit de centaines d'enfants de bas âge, exposés au risque de maladies mortelles liées à la consommation d'eau polluée. Un médecin qui a atteint ce stade peut plaider pour la mise en place de mesures préventives, loin de son secteur, mais à fort impact sur la santé, aux dépens d'entités de soins. Il convient d'ailleurs de rappeler que l'Occident, à travers les mesures d'hygiène et d'assainissement consécutives aux progrès scientifiques et techniques du 19e siècle, s'est débarrassé de nombreuses maladies transmissibles, avant 1938, date du début d'utilisation des antibiotiques. C'est la preuve absolue que s'il est bien d'aller mieux, il est mieux d'aller bien. Cette troisième approche est celle devant régir la gouvernance du système de soins, car loin de la vision réductionniste du concept de santé, et fondée sur l'intérêt du plus grand nombre et l'impact effectif sur la santé publique. La santé n'est pas que médecine, la médecine n'est pas que thérapie, la thérapie n'est pas que médicaments, et le ministère de la santé n'est pas le ministère de la médecine. Au fondement de ce troisième niveau, on peut avec pertinence paraphraser Lyautey, et affirmer qu'un médecin qui ne connaît que la médecine ne saurait être un bon médecin.

Le passage du premier au deuxième puis au troisième niveau n'est pas systématique, puisqu'inconstamment corrélé à la durée d'exercice et au grade universitaire. En outre, l'appât du gain auquel le monde moderne sert de terreau ne constitue pas un facteur facilitant. L'attachement aux choses de l'esprit, l'amour du métier et le bon sens semblent déterminants à cette évolution au cours de la carrière du praticien.

J'ai succédé à monsieur Arthème Ahumey-Zunu qui pendant 21 mois était en charge du ministère de la santé, cumulativement à ses fonctions de Premier Ministre. Dix-huit personnalités (dont une femme, huit médecins, un pharmacien, quatre professeurs de médecine, deux médecins vétérinaires dont un professeur) ont été à la tête de ce ministère entre 1956 et 2015. La durée moyenne dans l'exercice de la fonction a été de 34 mois, avec des extrêmes d'un mois et demi (Docteur Emmanuel Gagli, du 26 novembre 1966 au 13 janvier 1967) et de 10 ans (Chef d'escadron Albert Alidou Menveyinoyu Djafalo, du 14 avril 1967 au 31 janvier 1977). Le Professeur Kondi Charles Agba a occupé le poste à trois reprises (du 18 juin 1999 au 5 juillet 2002, du 20 septembre 2006 au 15 septembre 2008, et du 16 juin 2011 au 13 septembre 2013) (tableau 1).

Les affaires sociales ont été rattachées à ce ministère à quatre reprises, et la justice et la population à trois reprises. L'épithète « publique » initialement rattaché au substantif « santé » dans l'intitulé du ministère a été supprimé depuis 1996, attestant de la volonté politique d'y intégrer tous les volets de la santé (entités publique, privée et confessionnelle). La prise en compte de la place de l'hygiène dans la santé a été marquée par l'insertion de ce concept dans l'intitulé du ministère, et l'importance de la couverture sanitaire universelle a motivé la création, lors du remaniement ministériel du 1er octobre 2020, d'un ministère délégué chargé de l'accès universel aux soins.

Tableau 1 : Ministres de la santé depuis 1956

Nom et prénom	Métier	Période
Jean Richard Johnson	Médecin	18/09/1956 – 13/05/1958
Victor G. Kpotsra	Médecin	13/05/1958 – 13/01/1963
Valentin M. Vovor	Médecin	16/01/1963 – 07/01/1966
André Kuévidjen	Professeur de mathématiques	07/01/1966 – 26/11/1966
Emmanuel Gagli	Médecin	26/11/1966 – 13/01/1967
Alex Ohin	Médecin	14/01/1967 – 14/04/1967
Albert A.M. Djafalo	Militaire	14/04/1967 – 31/01/1977
Hodabolo Bodjona	Pharmacien	31/01/1977 – 13/09/1984
Aïssah Agbétra	Médecin	13/09/1984 – 07/09/1991
Ekoudé D. Ihou	Médecin	07/09/1991 – 14/09/1992
Michel Kudzu	Juriste	14/09/1992 – 25/05/1994
Afantchao Amédomé	Médecin	25/05/1994 – 29/11/1995
Jean-Pierre Amédon	Économiste	29/11/1995 – 27/08/1996
Koffi Sama	Médecin vétérinaire	27/08/1996 – 18/06/1999
Kondi C. Agba	Médecin vétérinaire	18/06/1999 – 05/07/2002 20/09/2006 – 15/09/2008 16/06/2011 – 17/09/2013
Suzanne Aho	Assistante sociale	06/07/2002 – 20/09/2006
Komlan Mally	Administrateur	15/09/2008 – 16/06/2011
Arthème Ahumey-Zunu	Juriste	17/09/2013 – 30/06/2015

C'est avec beaucoup d'intérêt que je découvre le monde politique. Il représente en miniature la société dont il est certainement un excellent reflet. La mission que m'a confiée le Chef de l'État est passionnante. Son attachement à la question de santé est inégalé, de même que son sens pragmatique et son ardent désir d'explorer de nouvelles pistes sortant des sentiers battus. Le climat qu'il crée lors des rencontres et des conseils de ministres favorise l'éclosion des initiatives. À travers lui, j'ai découvert avec un immense plaisir qu'il était possible d'injecter à l'action politique une certaine dose de rationalité.

C'est à la suite de cette passation que j'ai intégré le bureau et pris effectivement fonction. J'ai commencé par découvrir la complexité, le charme, les contraintes et les effets induits de la fonction ministérielle. Me voici désormais à la découverte du microcosme politique, excellent reflet de cet être magique, ondoyant, inconstant et divers qu'est l'homme, tel que décrit par Montaigne.

Chapitre 1

Le cadre et le contexte

Le Togo est un pays d'Afrique occidentale de 56.600 km^2, avec une population de 8.159.621 habitants. Son peuplement s'est constitué par vagues migratoires venues de l'Est, de l'Ouest et du Nord. Deux colonisations ont marqué son histoire : celle allemande (1884-1914) et celle française (1919-1960). L'espérance de vie à la naissance est de 64 ans, la proportion des personnes de moins de 18 ans de 48%, le taux de croissance annuel de 2,4%, la prévalence du VIH/SIDA chez les 15 à 49 ans de 2,5%, l'accès à des sources d'eau améliorée de 75%, et le taux net de scolarisation dans le primaire de 94%.

L'économie togolaise a affiché ces dernières années des résultats relativement encourageants : le taux de croissance du Produit Intérieur Brut (PIB) au cours des trois dernières années s'est établi à environ 4% en moyenne, soit un niveau comparable à celui de la plupart des pays d'Afrique subsaharienne. Le PIB par habitant en 2018 s'élève à 404.674 FCFA. L'incidence de la pauvreté s'établit à 45,5% selon l'enquête EHCVM réalisée en 2018-2019.

La croissance économique a été principalement portée par la production agricole, les industries extractives et par les activités de commerce. Le Togo dispose d'un important potentiel agricole, qui représente près de la moitié du PIB du pays et emploie 75% de la population active. Le taux d'inflation mesuré par la variation de l'indice national harmonisé des prix à la consommation est ressorti à 0,7% en moyenne pour l'année 2019 et 1,8% en 2020. Cette augmentation est due à la flambée des prix liée aux effets de la pandémie de la Covid-19.

Sur le plan social, le taux de pauvreté de 45,5% (EHCVM 2018-2019) est en diminution par rapport à 2015 (55,1%). Le taux de croissance annuel en 2019 est de 2,4% avec une population majoritairement jeune (25% ont moins de 15 ans) et de plus en plus dirigée vers les zones urbaines (population urbaine : 41,0% en 2018, EHCVM, 2018-2019). Ceci se traduit par une augmentation des besoins sociaux de base, notamment dans le domaine de la santé, de la nutrition et de l'éducation.

Le système de santé du Togo est organisé en six (6) régions sanitaires : région des Savanes, région de la Kara, région Centrale, région des Plateaux, région Maritime et région Grand Lomé.

La gestion du système de santé est basée sur une organisation pyramidale à trois niveaux : central, intermédiaire et périphérique. Le niveau central est représenté par le cabinet du Ministre et du Ministre délégué, le secrétariat général, deux (2) directions générales et dix (10) directions centrales avec leurs divisions et sections. Le niveau intermédiaire comprend six (6) directions régionales de la santé (DRS). Le niveau périphérique est représenté par les directions préfectorales de la santé (DPS) qui constituent les entités opérationnelles. En 2020 l'administration sanitaire périphérique est assurée par trente-neuf (39) directions préfectorales de la santé. Le Togo dispose de 1 297 établissements de soins (dont 432 établissements de soins privés), 210 officines et 38 dépôts pharmaceutiques pour répondre aux besoins en soins curatifs, préventifs et promotionnels des populations.

Les principaux programmes qui coordonnent la mise en œuvre des interventions de santé sont ceux du paludisme, de, la tuberculose, de lutte contre l'infection à VIH/SIDA, les hépatites virales et les infections sexuellement transmissibles, de lutte contre les maladies tropicales négligées, de vaccination, de lutte contre les maladies non transmissibles, de lutte contre la cécité, des incapacités traumatismes et réadaptations/ réadaptation à base communautaire (PITR/RBC).

Le ministère de la santé, de l'hygiène publique et de l'accès universel aux soins est soutenu dans ses activités par différents Partenaires techniques et financiers, au rang desquels figurent les institutions du Système des Nations Unies (Organisation mondiale de la santé, Organisation des Nations Unies pour l'Enfance, Fonds des Nations Unies pour la Population), la Banque Mondiale, l'Agence Française de Développement, la Deutsche Gesellsschaft für Internationale Zusammenarbeit (GIZ), Plan International Togo, la Croix Rouge Internationale, l'Union Européenne, l'Agence des Etats-Unis pour le Développement Internationale (USAID), le Heath and Development International (HDI), le Laboratoire Pether, le Mectizan Donation Program (MDP), la GlaxoSmithKline (GSK), le Family Health International 360, Inde in Africa, Sightsavers, le Fonds Mondial de lutte contre le VIH/SIDA, le paludisme et la tuberculose, Santé intégrée, Association Allemande de lutte contre la tuberculose, la lèpre et le pian (DHAW), Agir pour la Planification Familiale (AgirPF), l'Organisation Ouest Africaine de la Santé (OOAS), et la Christian Blind Mission (CBM).

1 - Maladies principales et vaccinations

Les maladies infectieuses et parasitaires (paludisme, tuberculose, SIDA, hépatites virales, méningites) et les maladies non transmissibles (hypertension artérielle, diabète, cancers) constituent les principales de mortalité.

Le paludisme

L'incidence du paludisme a régressé entre 20 et 40% entre 2000 et 2015, et la mortalité de 40% sur la même période. La possession d'une moustiquaire imprégnée de longue durée d'action par ménage a évolué de 33% en 2013 à 71% en 2017. La possession d'une moustiquaire pour deux personnes a évolué de 65% en 2014 à 85% en 2017 et à 91% en 2020, et son utilisation de 34 à 63% en 2017 et 60% en 2020, avec 69% en 2017 et 68% en 2020 pour les femmes enceintes,70% en 2017 et 67% en 2020 pour les enfants de moins de 5 ans. La mortalité hospitalière liée au paludisme est passée de 0,23 pour 1000 en 2004, à 0,16 pour 1000 en 2015 et 0,12 pour 1000 en 2018 est restée toujours à 0,12 pour 1000 en 2020 avec une morbidité à 1,73 pour 1000.

La tuberculose

En 2021, un total de 2 490 cas de tuberculose toutes formes confondues a été dépisté, donnant un taux de notification de 31 cas pour 100.000 habitants (population 2021, 7 911 000 hbts, pop INSEED scénario bas).

On constate en 2021 une hausse des cas notifiés par rapport à l'année 2020 pendant laquelle 2 383 cas toutes formes confondues ont été notifiés. Cette hausse est de 4,49%, soit 107 cas de tuberculose de plus qu'en 2020. La répartition des cas de tuberculose par sexe et par âge montre que sur les 2 490 cas de tuberculose toutes formes confondues notifiés en 2021, 1 650 sont des hommes, (66,26%) et 840 sont des femmes (33,73%). Les tranches d'âge de 35 à 44 ans et de 25 à 34 ans sont les plus touchées avec respectivement 2 3,69% et 21,45% des cas. La tranche d'âge de 45 à 54 ans vient en 3e position avec 18,03 % des cas.

Sur les 2 490 cas de tuberculose toutes formes confondues, 99,80% ont bénéficié de la sérologie VIH. Parmi eux, 13,32% sont co-infectés tuberculose/VIH.

On note que le dépistage de l'infection au VIH chez les patients tuberculeux a connu une légère hausse entre 2020 et 2021 (99,4% à 99,80%). Ceci montre que des efforts ont été faits par les acteurs pour offrir systématiquement la sérologie à tous les patients tuberculeux.

Les 2383 cas de tuberculose, toutes formes confondues, dépistés en 2020 ont été mis sous traitement. Les résultats montrent que les objectifs ne sont pas atteints : le taux de succès thérapeutique est de 86% et le taux de décès de 8% contre respectivement 90% et 5%..

Les maladies tropicales négligées (MTN)

La lutte contre les maladies tropicales négligées a permis au Togo d'éradiquer le ver de Guinée en 2011, d'éliminer la filariose lymphatique en 2017, la maladie du sommeil en 2020 et le trachome en 2022, et d'enregistrer des progrès notables dans la lutte contre l'onchocercose dans la région maritime et dans la région des savanes. Le Togo a été ainsi le premier pays à avoir éliminé quatre maladies tropicales négligées. L'onchocercose est probablement la prochaine maladie tropicale négligée à éliminer : la proportion des personnes traitées à l'Ivermectine pour lutter contre l'Onchocercose dans la population éligible a connu une amélioration passant de 83,62% en 2020 à 85,36% en 2021.

Le VIH/SIDA

Du rapport du Conseil National de Lutte contre le SIDA, il résulte les données suivantes : la prévalence du VIH/SIDA en 2021 est de 1,9%, contre 2,5% en 2014 ; le nombre de personnes vivant avec le VIH est de 110.000 ; le nombre de nouvelles infections est passé de 7202 en 2010 à 3097 en 2021 ; le nombre de décès est passé de 6884 en 2010 à 2856 en 2020 ; le statut sérologique est connu de 72,66% des femmes enceintes ; 68% des femmes enceintes infectées au VIH ont bénéficié d'un traitement antirétroviral pour réduire la transmission du virus de la mère à l'enfant ; la couverture en traitement antirétroviral chez les personnes vivant avec le VIH est de 76% ; 99,80% des personnes co-infectées sont sous antituberculeux et sous antirétroviraux : la charge virale a été supprimée chez 89,4% des personnes vivant avec le VIH et ayant bénéficié de la charge virale ; le taux de décès imputables au VIH/SIDA a été réduit de 63% en 10 ans

Les maladies de la mère et de l'enfant

Les mortalités maternelles, néo-natale et infantile restent élevées. L'indice synthétique de fécondité de 4,4, le taux de mortalité obstétricale directe de 1,30%, le taux d'accouchement assisté par un personnel qualifié de 70,3%, le taux de mortalité néonatale de 27 pour 1000 naissances vivantes, le taux de mortalité infantile de 41,6 pour mille, le taux de mortalité des enfants de moins de 5 ans de 89 pour 1000 naissances vivantes, le taux de malnutrition chronique chez les moins de 5 ans de 28% ; les ¾ des décès maternels sont dus aux causes obstétricales directes : hémorragies (47%), éclampsie (14%), avortements (6%), infections (13%), prééclampsie et dystocies (10%). Le taux de mortalité néonatale est de 27 pour 1000 naissances, et le taux de mortalité infanto-juvénile est de 89 pour naissances vivantes.

Les maladies non transmissibles

Les maladies non transmissibles sont dominées par l'hypertension artérielle, le diabète, et les cancers. L'hypertension artérielle affecte plus du quart des adultes togolais, et les accidents vasculaires cérébraux causent le décès de 6000 Togolais chaque année. Les cancers les plus fréquemment observés sont ceux du sein, du col de l'utérus, de la prostate, du colon (cancer colorectal) et du sang (lymphomes non hodgkiniens). Une fréquence hospitalière annuelle de 224 cas a été rapportée. La prévalence du diabète de type 2 est estimée à environ 2,5%, et celle du diabète de type 1 à 0,1%. En 2021, 1338 décès ont été imputés au diabète. L'obésité fait le lit de ces maladies non transmissibles, cet ensemble pathologique connaissant une croissance aussi bien dans les couches sociales aisées que dans les classes défavorisées.

Les vaccinations

La vaccination, moyen de prévention le plus efficace contre les maladies transmissibles, connaît un taux de couverture de plus de 80% pour chacun des dix vaccins inscrits au Programme Élargi de Vaccinations (PEV) : vaccin Bacille Calmette-Guérin (BCG), vaccin antipoliomyélitique oral (VPO), vaccin antipoliomyélitique inactivé (VPI), vaccin contre la diphtérie, le tétanos et la coqueluche, l'hépatite B et l'infection à haemophilus influenzae b (DTC-HepB-Hib), vaccin contre la pneumonie (PCV13 ou Prévnar), vaccin antirougeoleux et antirubéoleux (RR), vaccin antiamaril (VAA), Rotarix, Men Africa Vac, vaccin antitétanique et antidiphtérique (Td), L'introduction du vaccin contre le papillomavirus dans le PEV est prévue pour 2023.

2 - Ressources humaines en santé : formation et recrutement

Les ressources humaines doivent être analysées en amont (à travers les sites de formation) et en aval (à travers le personnel exerçant dans les formations sanitaires).

Formation des agents de santé

Les sites de formation des agents de santé sont représentés par :

- les facultés de sciences de la santé des universités de Lomé (ouverte en 1970) et de Kara (ouverte en 2015), formant au Doctorat d'État en médecine, en pharmacie et en odontostomatologie et à une quinzaine de spécialités post-doctorales à Lomé, et au doctorat en médecine à Kara ;

-l'École Supérieure des Techniques Biologiques et Alimentaires (issue de l'Institut Universitaire de Technologie créé en 1990 et rattachée à l'Université de Lomé), dispensant des formations de niveau licence (analyses biomédicales, gestion de l'eau et de l'environnement, industrie agro-alimentaire), de niveau master (technologies biomédicales et assurance qualité, sciences des aliments et technologie agro-alimentaire, recherche en biotechnologie microbienne et cellulaire) et de niveau doctorat ;

-l'École des Assistants Médicaux (créée en 1972 et rattachée d'emblée à l'Université de Lomé) initialement destinée à la formation de cadres intermédiaires devant pallier le déficit en médecins, et aujourd'hui hébergeant des masters professionnels en santé (ophtalmologie, instrumentation chirurgicale, anesthésie-réanimation, santé mentale, santé environnementale, radiologie et imagerie médicale) ;

-le Centre de Formation et de Recherche en Santé Publique, ouvert avec l'appui de l'OMS en 1962, destiné aux cadres intermédiaires (paramédicaux), transformé en mars 2021 en Centre de Formation et de Recherche en Santé Publique rattaché à l'Université de Lomé pour offrir le parcours complet licence-master-doctorat ;

-l'École Nationale des Auxiliaires Médicaux de Lomé, ouverte en 1945 à travers sa première filière consacrée aux infirmiers (ères), avec aujourd'hui neuf filières, formant à la licence professionnelle en sciences paramédicales : infirmiers, techniciens en anesthésie-réanimation, masseurs-kinésithérapeutes, orthophonistes, techniciens orthoprothésistes, auxiliaires en pharmacie, assistants d'hygiène, techniciens en radiologie, techniciens en ophtalmologie ;

-l'École Nationale de Sage-Femmes de Lomé, ouverte en 1964 :

-l'École Nationale des Auxiliaires Médicaux et l'École Nationale de Sage-femmes de Kara, ouvertes en 2009 ;

-l'École Nationale des Aides Sanitaires de Sokodé, ouverte en 1976, forme des infirmiers et des accoucheuses auxiliaires ;

-les écoles nationales des auxiliaires médicaux et de sage-femmes ouvertes en octobre 2018 à Dapaong, à Kpalimé, à Atakpamé et à Tsévié.

Les écoles paramédicales de Lomé, de Tsévié, d'Atakpamé et de Kpalimé sont rattachées à la Faculté des Sciences de la Santé de l'Université de Lomé, et celles de Kara et de Dapaong à celle de l'Université de Kara. De l'ensemble des différents sites de formation sortent annuellement environ 1200 agents de santé. L'entrée dans les écoles paramédicales se fait par voie exclusive de concours pour les nationaux, et après étude de dossier pour les étrangers.

Les matières objet des concours reposent, ici comme ailleurs, sur les sciences exactes, inaptes à évaluer l'essentiel, c'est-à-dire l'attitude humaniste et la réelle vocation pour l'art de soigner. Le fait est d'autant plus dommageable que l'orientation vers une filière paramédicale relève le plus souvent d'un choix de dernier recours que d'un choix du premier secours.

Tableau 2 : nombre d'agents de santé formés en 2021 dans les écoles et facultés publiques du Togo

Profils des agents formés	Nombre d'agents formés
Médecins généralistes	192
Médecins spécialistes	123
Pharmaciens	47
Sage-femmes	195
Infirmiers d'État	299
Infirmiers auxiliaires	56
Accoucheuses auxiliaires	59
Techniciens de laboratoire	58
Autres paramédicaux	187
Total	1216

Recrutement des agents

L'État est le principal utilisateur du personnel formé (tableau 3). Comme dans tous les autres secteurs, l'automaticité du recrutement par l'État prit fin à la fin des années 70. L'Initiative de Bamako, à travers l'implication de la communauté, donna naissance aux Comités des Gestion (COGES). Le tableau 4 donne la répartition des différents profils des 13265 agents du système de santé en fonction des régions. 7095 de ces agents sont des fonctionnaires, les 6170 autres agents étant des contractuels, des volontaires et des agents du COGES.

Tableau 3 : nombres et profils des agents recrutés à l'occasion des concours organisés en 2018 et 2020

Corps	Nombre de candidats inscrits	Nombre de reçus	Pourcentage de reçus
Médecins généralistes	125	105	84
Médecins spécialistes	33	33	100
Pharmaciens	13	13	100
Infirmiers d'État	1935	481	25
Sage-femmes	1205	291	24
Infirmiers auxiliaires	579	312	54
Accoucheuses auxiliaires	556	301	54
Autres paramédicaux	2288	527	23
Personnel d'appui	194	22	11
Personnel administratif	5240	158	3
Personnel médico-technique	32	6	19
Total	12200	2249	18

La répartition du personnel est caractérisée par une disparité entre zone urbaine et zone rurale, un ratio soignants/non-soignants en faveur des non-soignants, et une tendance très marquée des médecins vers la spécialisation. La tendance des paramédicaux (aux possibilités d'évolution vers des formations doctorantes considérablement limitées) est de trouver, au bout de quelques années d'exercice, des issues les sortant du cadre de soins, et les orientant vers l'administration, la gestion ou la santé publique.

L'affectation des agents obéit à des contraintes à la fois sociologiques, administratives et économiques, dont la prise en compte est aussi déterminante que celles sanitaires. Ainsi, la région du Grand Lomé et de la région des savanes, avec respectivement 26 et 13% de la population togolaise, comptent respectivement 40 et 7% des sage-femmes et 58 et 5% des médecins exerçant dans le secteur public. Cet écart est encore plus marqué si l'on tient compte du secteur privé, fortement implanté dans la capitale. Fort heureusement, la profession infirmière est à forte dominante masculine, facilitant le déploiement d'infirmiers en zone rurale, où ils administrent aussi bien les soins infirmiers que les soins obstétricaux. Ces différents facteurs, combinés à la croissance démographique, sont désormais pris en compte lors des concours de recrutement organisé par l'État au profit des agents de santé.

Tableau 4 : répartition des 13265 agents exerçant dans le secteur public de la santé, par corps et par région en 2022

Corps	Grand Lomé	Région maritime	Région des plateaux	Région centrale	Région de la Kara	Région des savanes	Total
Médecins généralistes	59	30	29	17	24	14	173
Médecins spécialistes	222	20	20	15	56	10	343
Pharmaciens	14	2	1	1	1	1	20
Chirurgiens-dentistes	3	1	1	1	1	0	7
Total des médicaux	298	53	51	34	82	25	543
Paramédicaux	2249	780	1072	668	898	650	6317
Personnel d'appui	1422	758	925	633	747	615	5100
Personnel administratif	611	96	117	77	96	60	1057
Personnel technique et médico-technique	138	13	23	25	41	8	248
Total général	4718	1700	2188	1437	1864	1358	13265

3 - Problème d'émigration des agents de santé

À l'instar de nombreux pays d'Afrique sub-saharienne, le Togo est victime d'une importante fuite de cerveaux, portant aussi bien sur le personnel médical que sur celui paramédical. Ainsi, dans sa thèse, Siliadin a établi que 320 des 639 (40%) médecins togolais formés entre 1977 et 2007 à la Faculté de médecine de Lomé ont émigré. La France est le principal pays d'émigration et accueille les trois-quarts des médecins togolais émigrés. Les motifs d'émigration évoqués par les intéressés ont été le souci de bénéficier d'une formation plus poussée (78%), la quête d'une meilleure rémunération (72%), ainsi que la recherche de meilleures perspectives (66%), de meilleurs équipements (66%), de meilleures conditions de vie (66%) et d'un environnement de travail plus sûr (66%).

Au rang des motifs de l'émigration figure une raison souvent inavouée, mais probablement fondamentale, faite du souci de s'extraire de multiples sollicitations et harcèlements claniques et familiaux, fondés sur le diktat de la loi du partage issu de la conception communautariste de la société africaine. Le cadre qui émerge est tenu de partager son revenu aux multiples frères et sœurs de la grande famille et de la communauté dont il est issu, conduisant l'improductif exempt de tout reproche à tendre constamment la main. Cette primauté de la loi du partage sur celle de la production, à l'origine d'un nivellement par le bas et de la marginalisation du productif qui ne s'y plie pas, fait le lit d'un parasitisme et d'une irresponsabilité impropres au développement. Ainsi, le cadre africain qui émerge, quelle que soit sa volonté de rester attaché aux siens, en est souvent arraché, l'aide par lui apportée étant constamment jugée insuffisante pour répondre aux infinies sollicitations.

Tableau 5 : Répartition des agents de santé recrutés lors des sept derniers concours de la Fonction publique.

Catégories professionnelles	Janvier 2008	Août 2008	Mars 2009	Juin 2013	Avril 2016	Décembre 2018	Décembre 2020	Total
Personnel médical	82	23	50	81	110	69	82	497
Personnel paramédical	594	151	404	903	847	842	1070	4811
Personnel administratif et d'appui	27	250	413	123	92	86	100	1091
Total	703	424	867	1107	1049	997	1252	6399

Les recrutements des dernières années se sont soldés par une augmentation notable des soignants exerçant dans le secteur public, comme attesté par le tableau 6 : le nombre de médecins est ainsi passé de 377 à 534 (augmentation de 42%), celui des infirmiers de 817 à 1100 (augmentation de 35%) et celui des sage-femmes de 420 à 702 (augmentation de 67%).

Tableau 6 : Évolution démographique des médecins, des infirmiers et des sages-femmes exerçant dans les formations sanitaires publiques de 2015 à 2020

	2015	2016	2017	2018	2019	2020
Médecins	377	364	482	474	490	534
Infirmiers d'État	817	920	923	747	954	1100
Sage-femmes	420	459	496	495	627	702
Total	1614	1743	1901	1716	2071	2336

4 - Infrastructures

En 2017, le Togo disposait de 1274 établissements de soins, tous types confondus (dont 552 établissements de soins privés) et 187 officines pour répondre aux besoins en soins curatifs, préventifs et promotionnels des populations. Il existe une forte disparité de la couverture sanitaire, que trahissent parfois les indicateurs globaux, reposant sur la moyenne : ainsi, 71% de la population ont accès à une structure sanitaire dans un rayon de moins de 5 km. Le souci d'une meilleure couverture sanitaire explique la construction de nouvelles entités et la réhabilitation et la dotation en équipements des anciennes. Ces entités appartiennent aux trois niveaux de la pyramide sanitaire, et leur gestion relèvera d'un partenariat public-privé.

5 - Financement du secteur de la santé

Le financement de la santé et les frais affectés aux soins sont une constante préoccupation et source d'interminables débats, d'autant plus vivaces que les ressources sont extrêmement limitées, les populations démunies et les priorités multiples et enchevêtrées.

Au lendemain des indépendances, la gratuité des soins était la règle dans les structures publiques du Togo, comme partout ailleurs en Afrique sub-saharienne. Cette phase de l'État providence n'a pas survécu aux difficultés économiques survenues dans les années 70, avec notamment l'instauration des Plans d'Ajustement Structurel par la Banque Mondiale et le Fonds Monétaire International. Ces plans ont consisté à imposer aux pays endettés du Sud, sous forme de conditionnalités, des mesures économiques néolibérales, socle du « Consensus de Washington » : ouverture totale et libéralisation de l'économie, augmentation des exportations et réduction des dépenses ; remboursements de dettes à tout prix et à tous les prix. Il en résulta une réduction des dépenses de santé (perçues à tort comme domaine improductif), un arrêt de recrutement des agents de santé avec comme corolaire la fuite de cerveaux vers l'Occident où les conditions de travail et les salaires sont nettement plus attractifs, une baisse drastique des budgets alloués à l'entretien des infrastructures sanitaires, à l'achat de gros matériel, mais aussi à l'achat du matériel pour les soins courants.

La gestion du système de santé en Afrique sub-saharienne a été marquée, à la fin des années 1980, par l'Initiative de Bamako, adoptée en 1987 par les ministres africains de la santé au 37e comité régional de l'OMS. Cette initiative prévoit un certain niveau de recouvrement des coûts (fixation de tarifs des prestations) et une participation communautaire avec la création de comités de gestion. Elle prévoit la mise en place d'un paquet minimum de soins axé sur la mère et l'enfant, et le contrôle des endémies. Sont particulièrement visées la vaccination, l'offre de soins primaires, la vente de médicaments génériques. Elle reflète une volonté de décentralisation de la gestion des systèmes de santé publique et d'amélioration de la transparence (mouvement initié dans les années 1970, à la suite de la déclaration d'Alma Ata), arrimée à la gratuité de certaines prestations (programme élargi de vaccination, protection maternelle et infantile, éducation pour la santé). Très moderne, cette association d'une gestion communautaire à l'acquisition de compétences en comptabilité, avait séduit l'OMS, l'UNICEF et la Banque Mondiale. Le bilan qu'en dresse Valéry Ridde, au bout de quinze ans de mise en œuvre, est négatif : l'encaissement du prix des consultations a permis l'approvisionnement en médicaments essentiels, mais les marges bénéficiaires n'ont pas permis de sauvegarder l'accès universel aux soins. Elles ont avant tout servi à attribuer des primes au personnel et à améliorer l'équipement ; rien à redire là-dessus, mais au final les plus pauvres se sont vu définitivement exclure du système, et la fréquentation des centres a considérablement baissé. L'initiative de Bamako a ainsi été délestée de son objectif principal et son application a parfois conforté l'État africain dans son désinvestissement.

En 2011, à travers la déclaration d'Abuja, les dirigeants ouest-africains prirent l'engagement de consacrer 15% du budget de leur État au secteur de la santé. Deux observations peuvent résulter de cette mesure, à ce jour rarement mise en œuvre :

-le budget alloué au secteur de la santé ne saurait être réduit à celui affecté au seul département y afférent ; la quasi-totalité des secteurs (agriculture, éducation, sécurité, accès à l'eau, à l'électricité, au numérique, etc.) influencent l'état de la santé d'une population. Ceci n'est pas sans rappeler la nécessité de l'abord pluriel et holistique de la santé, déjà fortement recommandée par Hippocrate qui, dans son Corpus, établissait le lien entre l'environnement, l'alimentation et la santé, version originale du concept « Une Santé » ou « One Health » en vogue ces dernières années. L'affectation aux secteurs sociaux de plus de la moitié (53%) du budget de l'État togolais de 2021 répond d'ailleurs à cette vision. De même, la fonction de ministre en charge de la santé impose d'éviter de réduire celle-ci à la seule médecine. Il convient de se souvenir de Pasteur pour qui le microbe n'est rien, mais le milieu est tout ; la santé apparaît ainsi comme une affaire trop complexe pour dépendre du seul ministère ou des seuls agents de la santé ;

-la seule inscription au budget et la seule allocation budgétaire ne suffisent pas. Un effort est à faire dans la mise en œuvre effective du budget alloué et dans l'atteinte de la cible.

En 2017, le budget alloué au ministère de la santé et de la protection sociale a été de 72,7 milliards de francs CFA (8% du budget de l'État). Quarante pour cent de ce budget sont affectés aux 700 formations sanitaires publiques réparties dans les trois niveaux central, intermédiaire (ou régional) et périphérique de la pyramide sanitaire. L'État togolais bénéficie en outre de l'appui financier de ses partenaires, notamment dans le domaine de la vaccination et dans celui de la lutte contre le paludisme, la tuberculose et le VIH/SIDA.

6 - Couverture maladie

La mise en place de la couverture maladie au Togo s'est effectuée par étapes, chaque étape s'enrichissant des leçons tirées de la précédente. Elle touche aujourd'hui le tiers de la population togolaise et comporte schématiquement trois entités : l'Institut Nationale d'Assurance Maladie (INAM), School Assur et d'autres initiatives touchant aux secteurs privé et informel.

Institut National d'Assurance Maladie (INAM)

L'INAM, issu du protocole d'accord de 2006 né des assises du dialogue social tripartite a retenu dans son engagement n° 87 l'élaboration d'une politique de protection sociale élargie. À travers cet engagement, le Gouvernement a affiché sa volonté de prendre des mesures afin de permettre à moyen terme, à tous les citoyens et citoyennes, à tous les travailleurs et travailleuses, du secteur formel ou de l'économie informelle, salariés ou indépendants, urbains ou ruraux, industriels ou agricoles, aux catégories vulnérables particulières de disposer d'un minimum de protection sociale.

Le point d'entrée de cette protection sociale pour tous, est le régime obligatoire d'assurance maladie mis en place au profit des agents publics et assimilés par la loi n° 2011-003 du 18 février 2011. La gestion de cette assurance maladie est confiée à l'Institut National d'Assurance Maladie (INAM).

Le régime obligatoire d'assurance maladie a une vision universelle, appelée qu'elle est à s'étendre progressivement vers le secteur privé formel, le secteur informel et agricole et les indigents.

L'objectif principal du régime obligatoire d'assurance maladie est de faciliter aux ménages l'accès aux soins de santé en levant les barrières financières. Accessoirement, il a pour objectif d'organiser la demande de soins et de promouvoir un dialogue permanent entre la demande et l'offre de soins.

La loi définit en son article 3 la cible du régime obligatoire d'assurance maladie comme suit : «sont assujettis au régime obligatoire d'assurance maladie institué par la présente loi, notamment : les fonctionnaires en général ; les magistrats ; les militaires de carrière ; les paramilitaires notamment le personnel des corps de la police nationale, des douanes, des sapeurs-pompiers, des surveillants de prison et des agents des eaux et forêts, les gardiens de préfecture ; les agents des collectivités territoriales ; les agents publics à la retraite et titulaires d'une pension ou d'une rente quel que soit leur régime d'affiliation ; les agents contractuels».

Les assimilés sont les membres des institutions de la République pendant la période de leur mandat.

Les prestations prises en charge par l'INAM connaissent une augmentation au fil des années : (tableaux 7 et 8) : entre 2015 et 2018, les consultations ont connu une hausse de 70%, les examens de laboratoire de 77%, et les médicaments de 103%.

Tableau 7 : Volumes des principales prestations de soins enregistrées par l'INAM au cours des années 2015, 2016, 2017 et 2018

Principales prestations	Année 2015	Année 2016	Année 2017	Année 2018
Consultations	333 275	511 984	516 863	568 242
Biologie	303 487	485 451	485 901	538 542
Médicaments	1 335 138	2 071 597	2 313 538	2 719 076
Imagerie	46 393	63 647	65 189	8898

Tableau 8 : Répartition en proportion des dépenses de prestations de l'INAM (en pourcentage des dépenses totales de soins) au cours des années 2015, 2016, 2017 et 2018

	Année 2015	Année 2016	Année 2017	Année 2018
Consultations	9,42	8,46	8,95	8,48
Biologie	9,91	10,29	11,49	10,11
Médicaments	68,09	64,98	65,39	68,93
Imagerie	4,79	5,23	5,35	5,55
Autres	7,79	11,04	8,82	6,93

School Assur

School Assur est un programme présidentiel d'assurance santé et de responsabilité civile scolaire initié en 2017 au profit de l'ensemble des élèves du primaire et du secondaire des établissements publics. Il couvre les consultations, les analyses, les soins médicaux, les médicaments et l'hospitalisation, à hauteur de 30.000 F CFA par élève et par an dans les formations sanitaires publics (unités de soins périphériques, centres médico-sociaux et centres hospitaliers préfectoraux). Il a permis d'assurer la couverture de 1.773.345 élèves durant les années scolaires 2017-2018 et 2018-2019. Durant cette période, School Assur a généré 3,051 milliards F CFA de recettes au profit des formations sanitaires (17% de leurs recettes totales). Le nombre total d'actes effectués dans les centres de santé s'élève à 1.358 308 (40% des consultations médicales et 46% des médicaments).

Mutuelles de santé et secteur informel

Outre ces deux entités, des mutuelles de santé et des compagnies privées d'assurance offrent une couverture à caractère volontaire du risque maladie. Les mutuelles de santé s'adressent essentiellement aux acteurs de l'économie non formelle alors que les compagnies privées ne sont accessibles généralement qu'aux seuls travailleurs des grandes entreprises du secteur formel. Les mutuelles de santé et les compagnies d'assurance couvrent ensemble moins de 4% de la population.

Le Fonds National de la Finance Inclusive (FNFI) offre une assurance maladie subsidiaire à ses bénéficiaires qui sont couverts sur la période de remboursement des crédits obtenus. Cette assurance couvre 10% de la population.

En plus de ces différents mécanismes d'assurance et mesures d'aide, un fonds d'indigence est mis en place au niveau des hôpitaux universitaires et régionaux, et plusieurs autres programmes de subvention et de gratuité en matière de santé sont mis en œuvre au profit des groupes les plus vulnérables.

Les initiatives touchant le secteur informel concernent des groupes et associations organisés (artisans, agriculteurs, etc.).

De nombreuses initiatives de gratuité sont menées depuis des années en faveur des populations vulnérables : vaccinations, traitement intermittent du paludisme, distribution de moustiquaires, subvention de la césarienne, traitement du VIH/SIDA et de la tuberculose, traitement préventif et curatif des maladies tropicales négligées, programme naissant de la prise en charge gratuite de la femme enceinte. Ces initiatives de gratuité, jointes à celles en lien avec l'assurance maladie, constituent les affluents devant converger vers la couverture maladie universelle. La création d'un ministère délégué chargé de l'accès universel aux soins et la loi y relative en cours d'élaboration répondent à cette vision du Chef de l'État.

L'ensemble des différentes initiatives sont appelées à se fondre dans un creuset harmonieux et cohérent de protection sociale servant de socle à la loi sur la couverture maladie universelle au Togo. Cette loi a été le couronnement d'un processus mené en plusieurs étapes : loi sur l'assurance maladie (INAM, 2011) ; étude sur les mécanismes innovants de financement de la santé (2014) ; analyse et revue du système de financement de la santé : option d'extension de l'assurance maladie universelle (2015) ; étude sur le panier minimum de soins à offrir aux populations vulnérables (2016) ; dialogue sur le financement de la santé (2017) ; lancement School Assur (2018 ; mission de cadrage sur la couverture santé universelle assortie d'un plan d'action/OMS (2018) ; élaboration de la stratégie nationale de financement de la santé (2019) ; élaboration du plan d'action d'accélération des progrès vers la couverture santé universelle avec tous les acteurs/USAID (2020) ; feuille de route du Gouvernement togolais (2020) ; signature de l'accord de financement du projet Services de Santé Essentiels de Qualité en vue de la Couverture Universelle avec la Banque mondiale (2021) ; projet de mécanisme d'assurance maladie pour le secteur informel/INAM/PNUD (2021) ; adoption du projet de loi puis promulgation de la loi sur la couverture santé universelle en septembre et novembre 2021).

Les mesures en faveur de la couverture maladie sont l'un des moyens de lutte contre le trafic de médicaments de qualité inférieure et falsifiés. Ce trafic constitue à ce jour un fléau sanitaire et sécuritaire en Afrique où il cause plus de morts que le paludisme.

La nécessité de le combattre à travers des mesures énergiques, notamment la criminalisation et l'application de sanctions appropriées, justifie l'initiative de Lomé du 18 janvier 2020.

7 - Plan National de Développement Sanitaire

Le Plan National de Développement Sanitaire 2017-2022, adopté en Conseil de Ministres le 08 février 2017, en cohérence avec le Plan National de Développement, se décline en cinq axes stratégiques en cohérence avec les priorités nationales et internationales, les enjeux et les défis majeurs du secteur : axe stratégique 1 (accélération de la réduction de la mortalité maternelle, néonatale et infanto-juvénile et renforcement de la planification familiale et de la santé des adolescents) ; axe stratégique 2 (renforcement de la lutte contre les maladies transmissibles) ; axe stratégique 3 (amélioration de la sécurité sanitaire et la réponse aux épidémies et autres urgences de santé publique) ; axe stratégique 4 (renforcement de la lutte contre les maladies non transmissibles et promotion de la santé) ;axe stratégique 5 (renforcement du système de santé vers la Couverture Sanitaire Universelle (CSU) y compris la santé communautaire).

À y voir de près, l'amélioration du secteur peut reposer sur trois mesures principales, incorporant les cinq axes :

- Mise en place d'un système de base robuste et résilient sous la forme d'une balance à deux bras visant à assurer la prise en charge préventive et curative de 95% des affections : l'assainissement de la gestion d'une part, la dotation des 700 formations sanitaires réhabilitées et équipées en personnel suffisant et qualifié d'autre part ;
- Construction d'un ou de deux hôpitaux de haut standing, destinés à la prise en charge d'affections nécessitant des soins hautement spécialisés ;
- Extension de la couverture maladie universelle.

La première mesure, consistant à la mise en place d'un système de base robuste et résilient, est la condition sine qua non, permettant l'effectivité et la viabilité des deux autres. Des hôpitaux de haut standing ne sauraient remplir leur mission que si les affections courantes sont prises en charge par des entités ordinaires.

Ils s'essoufflent et s'éteignent au bout de moins de deux ans, car assaillis et engorgés par des malades atteints d'affections banales. La couverture maladie n'est qu'un leurre, si l'accessibilité aux soins courants n'est pas garantie.

CHAPITRE 2

FONDEMENTS DU PROJET DE CONTRACTUALISATION

Le système de santé est le théâtre de nombreux dysfonctionnements en Afrique sub-saharienne, en lien avec une mauvaise gouvernance. C'est donc avec une immense joie que j'ai accueilli la tâche que m'a confiée le Chef de l'État au lendemain de ma nomination, consistant à conduire la mise en œuvre d'une réforme visant à corriger le déficit de gestion de notre système de santé. Cette réforme constitue l'un des deux bras de la balance destinée à asseoir un système de santé de base robuste et résilient, le second bras étant représenté par la réhabilitation et la dotation en équipements des 700 formations sanitaires existantes. Sur ce système basique assurant la prise en charge des affections courantes, se grefferont deux hôpitaux de standard international, destinés aux affections objet d'évacuations sanitaires. L'offre de soins améliorée servira de socle à la couverture sanitaire universelle et élargira l'éventail des sites de stages aux apprenants. Parallèlement, seront renforcées les ressources humaines, en amont par l'ouverture d'écoles paramédicales dans chacune des régions sanitaires, et en aval par un recrutement pertinent d'agents sur la base des besoins réels des formations sanitaires.

La réforme de gestion va consister en une contractualisation fondée sur les principes suivants :

-La formation sanitaire garde son statut public ; il ne s'agira en aucun cas d'une privatisation ;

-Les ressources humaines, financières et matérielles relèvent de l'État, de même que les traitements et les motivations des agents ; cette disposition permet à l'État d'être le décideur exclusif de la fixation des prix des prestations et des examens. Nous avons eu ainsi à rejeter les offres de société basées sur la privatisation des formations sanitaires ou sur l'érosion des prérogatives de l'État ;

-La société contractante, entité non étatique, est chargée, sur la base d'une convention, de mettre en place des outils et des mécanismes d'une gestion orthodoxe ; elle s'intègre dans l'organigramme de la formation sanitaire, travaille de façon inclusive et transparente avec les différents acteurs afin d'améliorer les indicateurs de gestion des hôpitaux ; la société contractante est rémunérée par l'État pour ses prestations ;

-Un comité de trésorerie composé de l'ensemble des acteurs décide, sur la base des recettes connues de tous, des dépenses à effectuer en tenant compte des priorités de la formation sanitaire.

Le projet a été l'objet d'une communication en Conseil de Ministres. Ses motifs, attestés par un important fossé entre les ressources injectées et les prestations, ont ainsi été exposés sans ambages. En effet, le système de soins n'a qu'un impact limité sur la santé de la population, malgré certains progrès enregistrés dans la mise en œuvre de la politique sanitaire. Ce faible niveau de performances est attesté aussi bien par des indicateurs de santé que par l'observation des pratiques qui ont cours dans nos structures de soins.

L'analyse des structures de soins fait ressortir de nombreux dysfonctionnements de tout genre :

-Sur le plan démographique, en 2016 :

Le personnel de santé est composé à 54% de contractuels (émargeant sur le budget des formations sanitaires) et à 46% d'agents de la fonction publique ; ainsi, 737 des 1334 agents du personnel du CHU-SO (55%) émargent sur le budget autonome ;

Le personnel de santé comporte moins de 50% de soignants et 33% d'agents administratifs ;

Le CHU-SO compte 1355 agents pour 800 lits, et trois consultations en moyenne par jour et par médecin.

-Sur le plan budgétaire et financier, en 2016 :

Les trois centres hospitalo-universitaires mobilisent à eux seuls 35% des dépenses publiques allouées au ministère de la santé ;

Les recettes mensuelles du CHU-SO de Lomé, la plus grande formation sanitaire publique du Togo, s'élevaient en 2015 à 70 millions de francs CFA, et les dépenses à 240 millions ; la masse salariale des seuls contractuels s'élevait à 140 millions, les frais d'électricité et d'oxygène à 55 millions de même, la masse salariale des contractuels représentait 40% des dépenses totales du CHU-Campus ;

-Sur le plan de la productivité, les données officielles issues des registres des centres de soins en 2016 font état d'une sous-utilisation du personnel et des infrastructures :

Une baisse drastique du taux d'occupation de lits, aujourd'hui inférieur à 50% pour l'ensemble des structures publiques de soins ; ce taux a baissé de 25% en deux ans (entre 2012 et 2014) au CHU-SO, où il était supérieur à 100% dans les années 1980 ; le nombre annuel d'hospitalisations au CHU-SO est de 27856 ;

Une insalubrité contrastant avec le nombre important du personnel affecté au ménage et à l'entretien (21% du personnel au CHU-SO) ;

Un taux d'absentéisme très marqué depuis le début des années 1990, rendant déserts les centres de soins, notamment les après-midis ; un tour de garde « aménagé » depuis lors, conduisant à un taux de présence effective de moins de 50% sur les lieux de travail l'absentéisme trouve également sa source dans les ateliers et les séminaires qui, par l'appât des per diem, ont induit un don d'ubiquité aux agents de santé et un saucissonnage d'activités méritant d'être mutualisées ;

-Sur le plan déontologique, des pratiques non orthodoxes, rendant inhospitaliers les centres hospitaliers :

- réseau de monnayage et de falsification affectant toute la chaîne de soins ;

- détournements de tout genre, très marqués dans les services où les recettes directes sont élevées (laboratoire, radiologie, morgue, pharmacie), et dans ceux accueillant les malades dont le pronostic vital est engagé (réanimation) ; les produits sanguins sont ainsi l'objet de trafic ; le recours à la ventouse est retreint dans l'unique but d'augmenter le taux de césarisées dans les structures privées où sont dirigées les parturientes parfois prises en charge par des agents exerçant dans le secteur public ;
- détournement de ressources pour des objectifs aussi inavouables qu'inimaginables (ambulance pour le transport de produits vivriers ou de bétails) ;
- infirmité ou désintérêt à la mise en œuvre de toute activité exempte de possibilité de détournement (moustiquaires et médicaments mis gratuitement à la disposition des patients) ; ce fait a notamment abouti à la non-distribution jusqu'à leur péremption de médicaments fournis par le Fonds Mondial de lutte contre le paludisme, la tuberculose et le VIH/SIDA ;
- absence de rigueur qui, couplée à la cupidité, sous-tend l'infirmité à fournir des justificatifs de dépenses souvent inéligibles, notamment dans les activités soutenues par les partenaires techniques et financiers ; ainsi, en juillet 2013, des dépenses d'un milliard trois cents millions de francs CFA, effectuées dans le cadre de l'appui de l'OMS, étaient dépourvues de justificatifs ; les remboursements résultant de dépenses inéligibles, hier remboursées par l'État, le sont désormais par les auteurs.
- Ces pratiques non orthodoxes, observées dans les formations sanitaires, tirent leurs racines de celles qui ont cours au niveau central :
    - Ateliers et séminaires délocalisés de la capitale pour le seul motif de per diem ;
    - Ateliers et séminaires aux thèmes peu pertinents ;
    - Choix des participants aux ateliers et séminaires sur la base d'un réseau d'obligés, avec un retour d'ascenseur conduisant le participant à remettre une partie du per diem au responsable hiérarchique qui a effectué son choix ; la même démarche est appliquée dans la mise à disposition de certains

outils de travail : ainsi, des responsables conditionnent l'acquisition de motos par des agents devant servir dans des contrées périphériques à un pot-de-vin ;

- Opacité dans la gestion des per diem, rendant difficile l'élaboration de justificatifs ;
- Élaboration de justificatifs entravée par le fossé entre la liste des acteurs réels et des acteurs fictifs ;
- Résistance aux mécanismes de traçabilité, de lisibilité, et de visibilité, en particulier au paiement par voie directe et digitale des per diem ;
- Utilisation de biens publics à des fins personnelles : tel est le cas de ce directeur régional de la santé qui mobilise des véhicules pour son usage domestique et contraint ses collaborateurs à faire des missions officielles en taxi-brousse sur plus de 300 km.

Le fossé entre le potentiel et les atouts d'une part, et la productivité et les performances d'autre part, est illustré par le tableau 9 ci-dessous comparant les données du CHU-SO à celles de l'Hôpital des Frères Saint-Jean-de-Dieu d'Afagnan (une formation sanitaire confessionnelle).

Tableau 9 : Comparaison des données du CHU-SO à celles de l'Hôpital d'Afagnan en 2015

	Nombre total d'agents	Nombre de médecins	Nombre de paramédicaux	Nombre de lits	Masse salariale par mois (FCFA)	Recettes mensuelles (FCFA)
CHU-SO	1335	168	430	800	140.000.000	70.000.000
Hôpital d'Afagnan	233	15	82	269	35.000.000	64.000.000
Rapport CHU-SO /Afagnan	5,7	11,2	5,2	3,5	4	1,1

NB : pour le CHU-SO, la masse salariale ne concerne que les contractuels émargeant à son budget (55% du personnel)

Ainsi, cinq fois plus d'agents (dont des dizaines de professeurs et de spécialistes) et quatre fois plus de masse salariale et de nombre de lits, le CHU-SO fait des recettes à peine supérieures à celles de l'Hôpital Saint-Jean-de-Dieu d'Afagnan.

Les faits symptomatiques de dysfonctionnement des formations sanitaires rappellent ceux exposés son ouvrage, «La médecine inhospitalière», par Jean-Pierre Olivier de Sardan et Yannick Jaffré. Ils résultent du non-respect de la chose publique (l'état d'esprit étant souvent exempt de l'esprit d'État), du non-respect de la déontologie médicale, de la primauté de l'affect sur la raison, de l'érosion de l'autorité de l'État en lien avec une mauvaise compréhension du concept de la démocratie, de la course effrénée à l'argent et aux biens matériels caractéristique de la société de plaisir et de loisir de ce troisième millénaire commençant, de l'autosatisfaction induite par une qualification acquise même si l'efficacité attendue n'est pas au rendez-vous, de l'importance de la force de l'inertie, et de l'absence du devoir effectif de redevabilité. À travers le Conseil Africain et Malgache pour l'Enseignement Supérieur (CAMES), les universités africaines ont produit des centaines d'agrégés et de professeurs. Une évaluation externe s'impose à ce jour, pour déterminer l'impact de ce corps d'élite sur le système de l'enseignement supérieur et sur celui de la santé. Force est en effet de constater que dans un nombre non négligeable de cas, se hisser au sommet de la hiérarchie hospitalo-universitaire est pris pour une finalité, avec comme conséquence des prestations abrégées émanant de professeurs agrégés. Il est illusoire de penser que le problème réside dans le bas niveau des salaires, l'expérience de la seule augmentation de ceux-ci tentée ici et là s'étant soldée par un cuisant échec. Il faudra plutôt avoir à l'esprit la pensée de Montaigne qui décrit l'être humain comme ondoyant, inconstant et divers, nécessitant donc d'être l'objet d'un cadrage. C'est l'un des effets attendus de la contractualisation.

L'exemple de l'Hôpital d'Afagnan est valable pour les quatre autres formations sanitaires confessionnelles du Togo dont les conditions salariales des agents ne sont pas meilleures à celles de leurs collègues du secteur public. Leur performance et la bonne réputation dont elles jouissent dans l'opinion publique sont étroitement liées à leur bonne gestion. Dans ces formations confessionnelles, les risques de détournement et de mauvaises pratiques sont amoindris, non pas du fait de l'influence du Saint-Esprit, qui est ubiquitaire, mais en raison du rôle de gendarme constamment joué par les religieuses.

Les dysfonctionnements ci-dessus observés dans le secteur de la santé, bien que non spécifiques à cette entité, sont d'origines multiples, toutes essentiellement comportementales, rappelant le titre évocateur de l'ouvrage d'Axelle Kabou, «Et si l'Afrique refusait le développement?» : primauté de l'affect sur la raison, primauté de la loi du partage sur celle de la production au nom d'une solidarité qui prend parfois l'allure d'un parasitisme socio-familial, imparfaite adhésion à la civilisation de l'écriture, exploitation abusive du droit d'aînesse, poids considérable de la collectivité sur l'individu qui ne s'en démarque qu'exceptionnellement, primauté de la tribu sur l'État.

Ces dysfonctionnements qui entravent l'efficience des services de santé ne sont pas étrangers au point 14.13 de l'ordre du jour de la Cinquante-Sixième Assemblée Mondiale de la Santé, qui, le 28 mai 2003, invitait instamment les États Membres :

-À s'assurer que la contractualisation dans le secteur de la santé suit des règles et des principes qui soient en harmonie avec la politique nationale de santé ;

-À élaborer des politiques contractuelles qui maximisent l'impact sur la performance des systèmes de santé et harmonisent les pratiques de chaque acteur de manière transparente pour éviter les effets négatifs ;

-À échanger leurs expériences sur les arrangements contractuels impliquant les secteurs public et privé et les organisations non gouvernementales dans le domaine de la santé.

Le même point priait le Directeur général :

-De créer une base de données factuelles afin de permettre l'évaluation de l'impact de différents types d'arrangements contractuels sur la performance des systèmes de santé et de déterminer les meilleures pratiques, et ceci en prenant en considération les différences socioculturelles ;

-D'apporter, à leur demande, un appui technique aux États Membres en vue de renforcer leurs capacités et leurs compétences dans le développement des arrangements contractuels ;

-De mettre au point, à la demande des États Membres, des méthodes et des outils adaptés aux caractéristiques des pays pour les aider à mettre en place un système de surveillance afin de fournir des services de santé de grande qualité, par exemple par l'accréditation, l'homologation et l'octroi de licences pour les secteurs public et privé et les organisations non gouvernementales dans le domaine de la santé ;

-De faciliter l'échange de données d'expérience entre les États Membres ;

-De faire rapport au Conseil exécutif à sa 117e session et à la 59e Assemblée mondiale de la Santé sur le rôle positif de la contractualisation et d'autres stratégies visant à renforcer les systèmes de santé dans l'amélioration de la performance des systèmes de santé des États Membres.

CHAPITRE 3 : INFORMATIONS, ÉCHANGES ET RÉACTIONS SUR LE PROJET DE CONTRACTUALISATION

La campagne d'informations et d'échanges a consisté à rencontrer tous les acteurs. Il ne s'était agi en aucun cas de venir, comme à l'accoutumée, s'entendre ressasser les problèmes connus du secteur depuis la nuit des temps. Il s'agissait plutôt de venir exposer une piste de solution, d'échanger sur les différents aspects de ladite piste et sur les modalités pratiques de sa mise en œuvre. La communication s'est poursuivie au fur et à mesure de la mise en œuvre de la réforme. Le tableau 10 résume les entités et les acteurs rencontrés.

La réunion hebdomadaire de cabinet à laquelle prennent part les directeurs centraux et les directeurs des trois principaux hôpitaux de Lomé est le premier niveau d'échanges au sein du département. Le principe était d'exposer le motif du projet et d'amener, patiemment, inlassablement et avec détermination, les uns et les autres à y adhérer et à se l'approprier.

Tableau 10 : informations sur la réforme de contractualisation des formations sanitaires

Dates	Entités rencontrées
22/09/2015	Partenaires techniques et financiers, 29 participants
07/01/2016	Directeurs généraux, centraux, chefs de programmes et projets, chefs de division, directeurs des hôpitaux, directeurs régionaux et préfectoraux et de districts de la santé, organismes et institutions rattachés, 216 participants
08/01/2016	Corps diplomatique et consulaire, 32 participants
29/01/2016	Syndicats du secteur de la santé : Syndicat Libre des Agents de Santé du Togo (SYLASTO), Syndicat National du Personnel Administratif des Services Généraux de Santé (SYNPAGES), Syndicat du Personnel de Santé du Togo (SYNPERSANTO), Syndicat National du Personnel de Réanimation du Togo (SYNAPRETO), Syndicat des Praticiens Hospitaliers du Togo (SYNPHOT), Syndicat des Sages-Femmes du Togo (SYNSAFETO) et Synergie des Travailleurs du Togo (STT), 61 participants
02/02/2016	Organisations de la société civile : le Projet d'Appui à la Société Civile et à la Réconciliation Nationale (PASCRENA), la Concertation Nationale de la Société Civile du Togo (CNSC-Togo), la Fédération des ONG du Togo (FONGTO), l'Union des ONG du Togo (UONGTO), le Groupe de Réflexion et d'Action Femme Démocratie (GF2D), le Réseau des Femmes Africaines Ministres et Parlementaires (REFAMP-TOGO), l'Association Togolaise des Consommateurs (ATC), la Ligue Togolaise des Droits de l'Homme (LTDH), la Ligue des Consommateurs du Togo (LCT), le Collectif des Associations Contre l'Impunité au Togo (CACIT), le Centre d'Observation et de Promotion de l'État de Droit au Togo (COPED), le Réseau des Associations

	des personnes vivant avec le VIH/SIDA au Togo (RAS+ TOGO), et Women in Law and Development in Africa (WILDAF-TOGO), 52 participants
11/02/2016	Chefs de services des centres hospitalo-universitaires et des autres hôpitaux publics de Lomé.
17/06/2016	Assemblée Nationale
/11/2016	Assemblée Nationale
17/02/2016	Éditorialistes de médias : TV2, Africa 24, Radio Lomé, Nana Fm, Kanal Fm, Victoire Fm, Zéphyr Fm, Togo-Presse, Éveil de la Nation, Économie et Développement, Horizon-news, Vision d'Afrique, Écho du Pays, Le Messager
23/02/2017	Blitta : rencontre en présence du Préfet de personnes issues de toutes les couches socioprofessionnelles, politiques, administratives et religieuses, et des membres de la société civile
24/02/2017	Atakpamé : rencontre en présence du Préfet de 114 personnes issues de toutes les couches socioprofessionnelles, politiques et administratives et religieuses, et des membres de la société civile
11/03/2017	Émission sur Radio-Lomé
12/03/2017	Émission à la Télévision Togolaise (TVT)
15/03/2017	Émission à la Radio Kanal Fm
24 -25/10/2017	Visite des équipes du CHU-Kara et de l'hôpital Tomdè au CHR d'Atakpamé pour partage d'expérience
23/11/2017	Émission à la Radio Kanal Fm
14/12/2017	Visite du Chef de l'État au CHR d'Atakpamé
Décembre 2017	Diffusion du rapport des cinq premiers mois de contractualisation à Atakpamé à tous les responsables de formation sanitaire

22/03/2018	Visite de la direction du CHU-SO et du CREDES au CHR d'Atakpamé pour partage d'expérience
27/03/2018	Visite de la direction du CHP de Kpalimé au CHR d'Atakpamé pour partage d'expérience
28-29/08/2018	Visite de la direction du l'hôpital de Bè au CHR d'Atakpamé pour partage d'expérience
07/09/2018	Visite de la direction du CHR Lomé commune au CHR d'Atakpamé pour partage d'expérience
19/09/2018	Visite de la direction du CHR de Tsévié au CHR d'Atakpamé pour partage d'expérience
27/09/2018	Visite de la direction du CHU-SO au CHU-Kara pour partage d'expérience
29-30/11/2018	Visite de la direction du CHP de Vogan au CHR d'Atakpamé pour partage d'expérience
06/03/2018	Le gouvernement gabonais envoie une mission à Atakpamé pour s'inspirer de l'expérience togolaise en matière de contractualisation (gestion pharmaceutique, gestion des consommables médicaux et des réactifs de laboratoire, gestion des indigents, gestion des patients assurés dans le cadre de l'Institut National d'Assurance Maladie) au lendemain de la publication dans la presse des premiers résultats de la contractualisation
05/2018	Exposé des justificatifs et des modalités de la contractualisation à la togolaise devant les ministres africains de la santé, en marge de l'Assemblée Mondiale à Genève
06/2018	Exposé des justificatifs et des modalités de la contractualisation à la togolaise devant les ministres ouest-africains de la santé, à l'Assemblée des ministres de la santé de la CEDEAO à Banjul
22/06/2018	Lancement technique de la contractualisation au CHR de Dapaong en présence du préfet, de la population et des personnes issues de toutes les couches socioprofessionnelles, politiques, administratives, religieuses, membres de la société civile

23/06/2018	Lancement technique de la contractualisation au CHU de Kara en présence du préfet, de la population et des personnes issues de toutes les couches socioprofessionnelles, politiques, administratives, religieuses, membres de la société civile
24/06/2018	Lancement technique de la contractualisation au CHR de Sokodé en présence du préfet, de la population et des personnes issues de toutes les couches socioprofessionnelles, politiques, administratives, religieuses, membres de la société civile
23/11/2018	Exposé sur la place de la contractualisation dans la politique de redynamisation du secteur de la santé à l'occasion des Journées ordinales de l'Ordre des Médecins du Togo
04-05/04/2019	Visite de la direction du CHP d'Aného au CHR d'Atakpamé pour partage d'expérience
	Séminaire gouvernemental (en lieu et place d'une communication, selon les instructions du Chef de l'État) consacré aux résultats à court terme de la contractualisation. Le ministre est instruit de communiquer ces résultats à la représentation nationale, au corps diplomatique, aux partenaires techniques et financiers, aux organisations de la société civile, aux syndicats, et aux médias.
23-26/04/2019	Visite au Togo du Docteur Moeti, Directrice Régionale Afrique de l'Organisation mondiale de la santé : échanges sur la politique du Gouvernement en matière de santé ; exposé des résultats à court terme de la contractualisation lors d'une séance à laquelle ont pris part les partenaires du système des Nations Unies, des partenaires techniques et financiers, des directeurs de société, des partenaires de la société civile, des acteurs du système de santé, des syndicats et des médias; visite de terrain à Atakpamé pour se rendre compte de l'effectivité de la mise en œuvre pratique de School Assur (assurance-maladie au profit des élèves du primaire et du secondaire du secteur public, mise en œuvre depuis 2017) et de la contractualisation au CHR d'Atakpamé (mise en œuvre depuis le 15 juin 2017). La visite au CHR a été notamment marquée par un échange direct et ouvert entre la Directrice Régionale et les acteurs qui ont fait état de leur appréhension

	au début et de leur adhésion qui s'est raffermie au fil de la mise en œuvre de la réforme dont ils sont devenus des ardents défenseurs.
03/05/2019	Exposé des résultats de la contractualisation et de School Assur devant l'Assemblée des ministres de la santé de la CEDEAO à Cotonou. Des pays manifestent leur désir d'envoyer une mission au Togo pour visiter des centres contractualisés dans le cadre d'un partage d'expérience.
09/2019	Visite de la direction du CHP de Notsè et de celle de l'hôpital de Bè au CHR d'Atakpamé pour partage d'expériences
19-23/08/2019	Exposé lors d'un panel et lors de la conférence de presse de clôture, à l'occasion de 69e session du Comité Régional de l'OMS à Brazzaville.
19/01/21	Visioconférence avec Sciences Po de Paris

Au cours de ces échanges, l'approche contractuelle a été amplement expliquée : la réforme de gestion est une démarche politique, puisque portée par les plus hautes autorités et le gouvernement. Elle n'est cependant pas une démarche politicienne, puisque fondée sur la raison qui impose d'explorer de nouvelles pistes en matière de gestion, l'état présent étant sans issue. La réforme est motivée par le non-respect de la déontologie et des règles régissant l'administration publique. Elle n'aurait pas eu sa raison d'être si ces règles étaient respectées. Elle constitue un appui à la gestion, une sorte de catalyseur ou d'enzyme devant permettre le retour à l'orthodoxie. Elle ne constitue pas une privatisation, l'État gardant ses prérogatives régaliennes. Le caractère transparent de l'approche a été également expliqué. Le recours à des entités étrangères non étatiques se justifie par l'absence de sociétés nationales ayant fait leurs preuves en la matière, l'efficacité devant primer sur la togolité. Nous avons rejeté toutes les offres comportant une quelconque forme de privatisation. Devant l'Assemblée Nationale, nous avons rappelé qu'il est impossible de recueillir de l'eau à l'aide d'un panier. La totalité du budget de l'État serait allouée à la santé qu'elle serait sans effet sur les indicateurs, dans l'état présent des choses. La contractualisation vise à substituer le panier existant par un seau étanche. S'il est vrai qu'au Togo la part du budget allouée à la santé est inférieure aux 15% recommandés par la Déclaration d'Abuja, il est logique de veiller au bon usage de la part actuellement allouée : tel est l'objectif assigné à la contractualisation dont tous les aspects sont arrimés aux règles de l'administration publique. Ainsi, la finalité de l'approche contractuelle est de venir à bout, sinon d'atténuer considérablement, la pire épidémie qui mine le secteur, à savoir la mauvaise gestion. Elle constitue une occasion à saisir, à laquelle il faut donner toute sa chance, puisque portée par les plus hautes autorités de notre pays.

Des collègues agents de santé de différents niveaux et de différents profils n'ont pas manqué de me signifier leur résistance, leur réticence, leurs réserves, voire leur hostilité. Comme toute réforme d'envergure, celle relative à la contractualisation a généré des détracteurs parfois tenaces :

-Au rang des détracteurs figurent des acteurs qui, imbus de leur technicité, et ayant une approche réductionniste du concept de santé, n'ont pas conscience de l'importance de la gestion dans le fonctionnement du système de santé ; tel est le cas de ce médecin spécialiste, victime de l'orgueil juvénile du nouvel agrégé, qui, lors d'un échange en décembre 2016, trouvait anecdotiques les multiples dérives servant de socle à la réforme de contractualisation ;

- Certains sont avant tout des fatalistes, convaincus que la profondeur et l'étendue du mal sont tel qu'il n'y a rien à faire ; à ce lot, appartiennent ceux qui rattachent les lacunes et les insuffisances du système au seul manque ou à la seule insuffisance de ressources ;

-D'autres y voient leurs intérêts menacés, car profitant de l'état présent des choses dont ils alimentent d'ailleurs l'ancrage et l'essaimage ; leur position est favorisée par le statut de fonctionnaire dont ils jouissent, où la rémunération est basée sur la seule qualification, sans aucune prise en compte effective de l'efficacité ni de la productivité ; c'est d'ailleurs dans ce lot que la résistance a été des plus farouches, et la mauvaise foi au zénith, conduisant des acteurs parmi les plus outillés sur le plan cérébral, à jeter un discrédit sur le projet, en établissant une synonymie entre contractualisation et privatisation. À ce lot de détracteurs appartiennent des agents de toutes les strates de la pyramide sanitaire, notamment ceux du niveau central, à la tête de réseaux peu orthodoxes, et dont des intérêts tirés des hôpitaux subissent désormais un tarissement ;

-Certains sont adeptes du nivellement par le bas, justifiant le fait de ne rien faire par le fait de ne pouvoir tout faire, et considérant que le secteur de la santé n'a ni le monopole, ni la spécificité de la situation servant de socle à la contractualisation. À ceux-là, nous avons rétorqué en rappelant la nécessité, dans l'hypothèse où leur point de vue serait avéré, de permettre à notre département d'avoir le privilège et l'honneur d'être le point de départ d'un mécanisme correcteur ;

-D'autres ont des motivations politiciennes inavouées, préférant le statu quo, afin de disposer d'un argument pour discréditer le pouvoir ; le confort de leur posture est alimenté par leur virginité en termes d'actions, leur permettant de conjuguer perpétuellement le conditionnel, en lieu et place de l'indicatif. Face à cette catégorie de personnes, Alexandre Dumas vous convierait à ménager votre temps et votre énergie, les opinions étant comme des clous, plus on tape dessus, plus on les enfonce. Nous leur avons signifié que la démarche est certainement et hautement politique, puisque portée par les plus hautes autorités, mais pas du tout politicienne, puisque s'imposant à tout décideur désireux d'assurer la moindre amélioration du système de santé ;

-Bien que reconnaissant la pertinence du projet, certains le rejettent par le seul fait de n'en être pas porteurs, animés qu'ils sont d'un mobile tout aussi inavoué qu'inassouvi, celui d'être à la tête du ministère. Appartiennent à cette catégorie de détracteurs des opposants et des prétendants, de même ceux convaincus d'être un alternatif vivant de celui occupant le poste. Le terrain et l'action politiques sont propices à la vraie connaissance de l'être humain, souvent dépourvu de convictions et d'engagement, et susceptible de vaciller au gré de ses intérêts ;

-La peur de l'inconnu a dominé l'esprit de certains acteurs. Elle a été bien exprimée par des agents de santé lors d'un entretien d'environ une heure et demie avec la Directrice Régionale Afrique de l'OMS, madame MOETI, le 25 avril 2019, dans l'enceinte de l'établissement. Les explications, la mise en œuvre de la réforme et les résultats très rapidement engrangés ont renforcé l'adhésion à la contractualisation dont les acteurs sont devenus, au fil du temps, d'ardents défenseurs ;

-D'autres enfin sont foncièrement et spontanément allergiques à toute réforme, oubliant que le changement est la seule chose qui ne change pas, et se refusant d'être à l'écoute de Confucius qui fait du changement la condition sine qua non du bonheur et de la sagesse ;

L'hypertrophie de l'égo, l'extrême fragilité narcissique, la personnalisation et la personnification du débat ont été à la base de la résistance viscérale de certains, notamment ceux en quête de reconnaissance, de considération voire de consécration, et qui voient dans la contractualisation et dans son éventuelle réussite l'aveu d'échec de la gestion par eux menée jusqu'alors ;

-Des spécialistes en gestion des services de santé, partenaires du ministère et d'anciens fonctionnaires internationaux dont le passé était cependant exempt de toute expérience en la matière, réagissaient au projet avec une bienveillante condescendance ;

-Le mode de gestion de ses agents par la Fonction publique porte en lui-même des germes d'une faible productivité. L'État recrute sur la seule base de la qualification. Sont ainsi oubliés les critères de compétence, d'efficacité, de productivité et d'efficience, les échelons et les grades étant ainsi acquis sur la seule base de la durée.

Des diplomates et des représentants d'organisations internationales, bien que trouvant l'approche rationnelle et pertinente, étaient poliment sceptiques quant à la capacité de sa mise en œuvre par le Gouvernement. Leur attitude n'est pas étrangère à l'histoire des relations entre l'Occident et l'Afrique, source de préjugés quasi indélébiles, tel que relaté par Albert Memmi dans le « Portrait du colonisé ».

Aux allergiques à la réforme, mais qui partagent le diagnostic du mal, il a toujours été demandé de nous proposer une autre thérapie en lieu et place de la contractualisation. N'ayant pas eu de retour et adepte de la formule selon laquelle « On ne détruit que ce que l'on remplace », le ministère s'est résolu à foncer avec la foi qui soulève les montagnes, restant insensible aux réticences silencieuses et à l'ironie à peine déguisée des uns et des autres. L'engagement du Chef de l'État, critère indispensable à la mise en œuvre et à la réussite du projet, est attesté par sa foi y afférente, par sa disponibilité au suivi rapproché des avancées du projet, par l'oreille attentive qu'il accorde aux comptes rendus systématiques et quasi-bimensuels y relatifs, et par les dispositions qu'il prend en vue de la levée des difficultés rencontrées. En témoignent notamment la cérémonie de lancement du projet au CHU-SO de Lomé qu'il a présidée le 24 avril 2018, la visite qu'il a effectuée le

14 décembre 2017 au CHR d'Atakpamé pour se rendre compte des résultats enregistrés après six mois de contractualisation, ainsi que le geste d'encouragement en faveur des agents de ce centre par lui effectué deux semaines plus tard.

D'autres collègues et acteurs, bien qu'initialement minoritaires, se sont montrés d'emblée réceptifs et totalement acquis à la réforme. Il semble d'ailleurs que l'adhésion à la réforme, notamment chez des administrateurs d'hôpitaux, est inversement corrélée à l'âge et à la durée d'occupation du poste. La longue durée au poste a conduit des responsables (au crépuscule de leur carrière) à se croire irréprochables, convaincus qu'ils sont d'avoir tout connu, et de l'existence d'une infaillible corrélation entre longueur du temps et efficacité. L'apport du groupe réceptif dans l'implantation de la réforme a été considérable. Il en a été ainsi du cas de deux directeurs qui, une fois nommés, avaient eu comme mission principale d'œuvrer à la mise en œuvre de la contractualisation dans les hôpitaux dont ils avaient la charge. La perfectibilité dont est doté chaque être humain a justifié une phase de pédagogie à travers des rencontres avec les différents acteurs. En outre, convaincus de l'impact positif qu'aura la réforme, nous avons compté sur l'effet pédagogique et attractif des premiers résultats. Fort heureusement ceci s'est avéré dans la majorité des cas. La résistance et l'hostilité manifestes de certains agents au changement et ce, en dépit de nombreux rappels à l'ordre, nous ont conduit à les relever de leur fonction. Il en a été ainsi notamment du cas de directeurs d'hôpitaux restés attachés aux pratiques non orthodoxes que la réforme est censée enrayer.

Au sein de la classe politique, l'adhésion a été large, notamment chez des personnes d'expérience et au long passé politique. Il en a été de même de certains préfets qui avaient une parfaite connaissance du mode de gestion de nos formations sanitaires. Des agents du secteur privé, notamment des opérateurs économiques, ont trouvé pertinente la démarche, tant dans l'exposé de son motif que dans les modalités concrètes de sa mise en œuvre. Globalement, l'adhésion initiale a été plus marquée en dehors du secteur de la santé.

Quant à la population, principale victime et premier témoin des dysfonctionnements, elle s'est, au fil du temps, abonnée au fatalisme et à la résignation, sèves nourricières de la gangrène.

CHAPITRE 4

OFFRE TECHNIQUE

L'objectif de la contractualisation est d'améliorer l'accès des bénéficiaires finaux à des soins de qualité en adéquation avec leurs besoins et les ressources mises à disposition, et de contribuer ainsi directement ou indirectement à atteindre les cibles de la Politique Nationale de Santé et du Plan National de Développement Sanitaire.

De façon plus spécifique, l'approche vise à améliorer ou à consolider les performances des hôpitaux en matière de gestion des ressources humaines; de gestion financière (amélioration du recouvrement des recettes et de leur bonne utilisation, notamment pour la disponibilité des services, le plateau technique, les consommables médicaux et pour l'entretien des services, ainsi que la maintenance et la réparation des locaux et structures afin de lutter contre l'insalubrité) ; de disponibilité des médicaments ; de la prise en charge des indigents ; de l'augmentation de la fréquentation (hygiène hospitalière, conditions de séjour, conditions d'accueil et satisfaction des patients) ; de disponibilité des services et du plateau technique.

1 - Organisation générale

Les hôpitaux conservent leur statut public, leurs personnels, les moyens et les tarifs. Ils restent sous la responsabilité du directeur d'établissement, agent de l'État. La société contractante intègre son équipe dans cette organisation sous couvert du ministère et fonctionne en pleine collaboration et transparence avec la direction de l'hôpital. Aucune relation de subordination n'existe entre la société contractante et les hôpitaux.

2 - Méthodologie et Ressources Humaines

L'équipe de contrôle de gestion

La société contractante déploie une équipe de contrôle de gestion dans chaque hôpital, supervisée par un responsable. Sous l'autorité de ce responsable du contrôle de gestion, chaque membre de l'équipe sera ainsi chargé de mener les actions en lien avec un des objectifs spécifiques : un chargé de mission pour les ressources humaines ; un contrôleur de gestion ; un chargé de mission hygiène et maintenance ; un chargé de mission pour l'action sociale.

Le rôle du contractant

Le contractant a un double rôle :

-Conseiller la direction de l'hôpital sur la meilleure gestion à mener :

- de formuler ses suggestions d'amélioration de la gestion et de l'organisation à la direction de l'hôpital et de tenter de convaincre de faire appliquer ses recommandations afin de changer les habitudes enracinées de gestion peu performante. De manière générale, ses suggestions en termes de gestion auront pour but d'améliorer et de développer les services pour augmenter la fréquentation et la qualité des prises en charge ; d'améliorer le recouvrement et les ressources de l'hôpital ; d'orienter les dépenses prioritairement pour les équipements médicaux, la lutte contre l'insalubrité, le paiement des salaires et des primes et de leurs arriérés, l'achat de médicaments et consommables médicaux, et la réduction de la dette ; de réduire les frais de gestion ; d'appliquer les sanctions disciplinaires prévues par les règlements et éviter toute complaisance abusive ; s'il n'y a pas de dettes aux employés et avec accord du ministère, de proposer des systèmes de primes de motivation au personnel et faire le plaidoyer pour les faire mettre en place.
- de mutualiser entre hôpitaux les techniques de gestion ou opérations à forte performance ;
- de participer à tous les comités de l'hôpital et à toutes les actions (lancements de marchés, comités de trésorerie,

disciplinaires et autre) pour contrôler les procédures et proposer ses orientations et vérifier leur bonne compréhension ;

- - d'informer le ministère en cas de défaut de gestion suite à la non-prise en compte de ses recommandations.

-Veiller aux bonnes pratiques par un contrôle de la gestion :

- de contrôler et d'apposer son paraphe préalablement à toute exécution sur toutes les tous les documents de l'hôpital pour toutes les disciplines (financier, ressources humaines, technique, social) afin de vérifier s'ils sont en conformité avec les textes ;
- de veiller à la bonne utilisation des budgets sociaux pour les indigents ;
- de contrôler tous les états de l'hôpital (paye, comptabilité et autre) ;

S'il n'y a pas de texte, si l'hôpital a pris des dispositions sans son accord, ou s'il y a des non-conformités dans la gestion d'en informer le ministère ;

De vérifier qu'aucun avantage social (per diem, téléphone, carburant, jeton de présence prime, indemnité, cérémonies de départ et autre) ne soit versé à quiconque qui serait externe au personnel de l'hôpital même en cas d'invitation de celui-ci par l'hôpital et qu'aucun frais ne soit payé pour une entreprise tierce à l'hôpital sans l'autorisation du ministère, exception faite des jetons de présence pour les membres titulaires du conseil d'administration.

3 - Actions

L'hôpital ne peut exécuter d'action sans la validation de la société contractante. Pour aider l'hôpital à bien gérer ses actifs, cette dernière effectue des plaidoyers pour tenter de convaincre la direction à mener les bonnes actions, et en cas de mauvaise gestion suite au non-respect de recommandation, fait remonter les faits au point focal.

Conformément à tous les points ci-dessus, l'équipe pluridisciplinaire, basée en permanence dans les hôpitaux, appuiera la coordination des moyens de l'hôpital et effectuera quotidiennement l'ensemble des actions nécessaires à l'atteinte des objectifs.

L'équipe ainsi intégrée à l'hôpital contrôle, valide et recommande aux services les actions à mener pour une bonne gestion.

Les équipes sont complètement intégrées dans le processus de gestion de l'hôpital : exécution des tâches de contrôle et de validation ; accompagnement des projets et du développement de l'hôpital ; participation à tous les comités et aux évènements de l'hôpital ; inflexion de la politique de dépense pour tendre vers l'objectif général ; information du ministère des anomalies constatées ; rapportage financier en fin de mois pour production du tableau de bord pour le ministère ; suivi mensuel des indicateurs.

Un entretien de restitution est organisé trimestriellement entre le directeur et le point focal pour évaluer les résultats, analyser les problèmes rencontrés et prendre les décisions nécessaires à leur correction.

CHAPITRE 5

MISE EN ŒUVRE DE LA CONTRACTUALISATION

À l'issue de la communication en Conseil des Ministres, il a été retenu que la contractualisation, après l'élaboration du cadre juridique, devrait commencer par une phase pilote enrôlant une entité issue de chacun des trois niveaux de la pyramide sanitaire : le niveau central à travers les services de radiologie et de laboratoire, la pharmacie et la morgue du CHU-SO ; le niveau intermédiaire ou régional avec le CHR d'Atakpamé ; le niveau périphérique avec le CHP de Blitta.

Mise en œuvre le 15 juin 2017 au CHR d'Atakpamé et au CHP de Blitta, la contractualisation a été lancée le 24 avril 2018 au CHU-SO par le Chef de l'État et rapidement étendue à d'autres formations sanitaires (CHR de Dapaong et de Sokodé, CHU-Kara et CMS de Siou, CHP de Notsè) en raison de la précocité et du caractère patent des résultats enregistrés.

1- Sociétés contractantes

La mise en œuvre technique de la contractualisation est assurée :

-Au CHU-SO par le Centre de Recherche, d'Études et de Documentation en Économie de la Santé (CREDES), de juin 2018 à décembre 2019, puis par l'Organisation Internationale de la Gestion Hospitalière (OIGH) à partir de janvier 2020 ;

-à Blitta et à Atakpamé par l'association Gestionnaire de Santé en Afrique (GSA), de juin 2017 à juin 2019, puis par l'OIGH depuis lors

- au CHU-Kara et aux CHR de Sokodé et de Dapaong par l'Organisation Internationale de la Gestion Hospitalière (OIGH) ;

-à Siou par une entité confessionnelle, les Sœurs de Notre Dame des Apôtres.

2 - Cadre de la contractualisation

Les tableaux 11, 12 et 13 donnent les caractéristiques démographiques et financières ainsi que le taux d'occupation de lits de sept formations sanitaires objet de contractualisation à la veille de la mise en œuvre du projet.

Tableau 11 : Caractéristiques démographiques des sept formations sanitaires contractualisées

	Nombre total d'agents du centre	Nombre d'agents émargeant sur le budget du centre (%)	Nombre de médecins du centre/Nombre total de médecins du secteur public exerçant dans la région	Nombre de paramédicaux du centre
CHU-SO	1152	533 (46,3%)	148/335*	371
CHU-Kara	370	169 (46,5%)	32/55	116
CHR Sokodé	322	157 (48,8%)	12/22	120
CHR Dapaong	254	107 (42,1%)	10/19	117
CHR Atakpamé	264	107 (40,5%)		100
CHP Blitta	76	24 (31,6%)	2/22	38
CMS Siou	13	6 (46,1%)	0/55	10

*il s'agit du nombre de médecins exerçant dans la Région de Lomé commune et dans la Région Maritime.

Tableau 12 : Taux d'occupation de lits et données financières de sept formations sanitaires contractualisées (le budget prévisionnel ne comporte pas la masse salariale des fonctionnaires, prise en charge par l'État)

	Nombre de lits (taux d'occupation)	Budget prévisionnel de 2018 (FCFA)	Salaires et primes mensuels des agents relevant du budget du centre (FCFA)	Dettes des formations sanitaires (FCFA)
CHU-SO	840 (59%)	4.597.990.000	121.000.000	2.421.171.901
CHU-Kara	192 (46,6%)	946.000.000	33.000.000	347.158.578
CHR Sokodé	230 (30%)	870.000.000	21.350.218	631.642.247
CHR Dapaong	198 (78%)	1.015.336.000	14.375.887	373.699.769
CHR Atakpamé	205 (58%)	937.920.000	15.581.472	438.345.328
CHP Blitta	33 (42%)	162.161.065	2.100.000	11.857.684
CMS Siou	16	37.888.032	370.000	

Tableau 13 : Dettes totales des formations sanitaires au lancement de la contractualisation en juin 2017

Créanciers	Montant de la dette en FCFA
Caisse Nationale de Sécurité Sociale	1.170.033.065
Compagnie Énergie Électrique du Togo	435.802.499
Togolaise des Eaux	241.158.326
Personnel	919.537.737
Fournisseurs	1.072.734.673

CHAPITRE 6

RÉSULTATS DE LA CONTRACTUALISATION

Les résultats de la contractualisation sont à exposer et à analyser à trois niveaux :

-Le premier niveau consiste à tarir les sources de détournements tant de moyens que d'objectifs, permettant d'orienter les ressources et les entrées vers leur destination orthodoxe. Ce premier niveau permet, à court terme, de transformer le panier en un sceau relativement étanche ;

-Le deuxième niveau, à moyen terme, consiste à répertorier les variations d'indicateurs propres à la formation sanitaire (consultations, actes, examens) et l'usage fait des écarts des chiffres d'affaires enregistré au profit de la formation sanitaire ;

-Le troisième niveau, à long terme, consiste à mesurer l'impact de la réforme sur les indicateurs de santé.

Le premier et le deuxième niveau permettent en outre d'évaluer l'impact de la réforme sur les indicateurs internes à la formation sanitaire : nombre de consultations, d'actes, et d'hospitalisations, taux d'absentéisme et de retard, recul de pratiques non orthodoxes.

Certains résultats peuvent émaner d'effets collatéraux ou d'effets induits par la contractualisation : incitation de l'État, de ses partenaires et de toutes les bonnes volontés à doter la structure, désormais mieux gérée, en équipements, en personnel, ou en ressources financières. Il en est de même de la motivation du personnel de soins, désormais étroitement associé à la gestion de la formation sanitaire et ayant de ce fait connaissance de la destinée de ses efforts. Ainsi, comme toute gouvernance améliorée, la contractualisation induit des effets bien au-delà des effets directement imputables à elle.

Mais le plus important et le plus saillant de tous les résultats, est certainement le fait d'avoir mis en exergue l'intérêt de la bonne gestion dans le fonctionnement des hôpitaux, et d'avoir élevé son contraire au rang de racine principale du mal hospitalier togolais, en lieu et place de l'insuffisance de ressources toujours mise en avant.

Les premiers résultats à court terme de la contractualisation, objet du présent chapitre, ont fait l'objet d'un exposé en Conseil de ministres, présidé par le Chef de l'État. Les résultats exposés dans l'ouvrage ont tous été validés par les différents acteurs (direction, conseil d'administration et contractant). Dans les différentes formations sanitaires, la contractualisation s'est traduite par une augmentation significative des actes et des autres prestations. Les résultats enregistrés dans les différentes formations sanitaires sont exposés au fil du temps.

Ces résultats comportent schématiquement six rubriques :

-les chiffres d'affaires et les écarts y relatifs ;

-l'utilisation faite des écarts des chiffres d'affaires enregistrés :

-les actes effectués et les écarts y relatifs ;

-les frais de prestations du contractant

-les effets collatéraux de la contractualisation.

- la satisfaction des usagers

1 - Chiffres d'affaires et écarts enregistrés

Les chiffres d'affaires et les écarts observés au fil du temps sont consignés dans les tableaux suivants qui en illustrent la progression, au fur et à mesure des mois de contractualisation. Les écarts observés se sont renforcés au fil du temps, dans les différentes formations sanitaires. L'évolution des chiffres d'affaires est illustrée dans les tableaux et les figures y afférentes.

Pour chaque tableau la période de référence (1) est la moyenne pondérée des mêmes mois de l'année au cours des 24 mois précédents la contractualisation

Tableau 14 : Évolution des chiffres d'affaires en Francs CFA du CHR Atakpamé pendant la période de contractualisation au 31 mai 2022 (54 mois).

	CHR Atakpamé			
	Période Réf. (1)	Déc 2017 / mai 2022	Ecart	%
Total consultations	151 110 379	181 277 100	30 166 721	20%
Total Hospitalisations	144 822 777	204 141 028	59 318 251	41%
Chirurgie	90 546 835	96 616 234	6 069 399	7%
Maternité	5 991 798	11 137 032	5 145 234	86%
Laboratoire	217 330 255	373 362 360	156 032 105	72%
IM	193 652 968	246 993 364	53 340 396	28%
Autres services	189 061 481	257 439 910	68 378 429	36%
Total Actes médicaux	992 516 493	1 370 967 028	378 450 535	38%
Pharmacie	997 288 456	1 880 881 768	883 593 312	89%
Total CA	1 989 804 949	3 251 848 796	1 262 043 847	63%

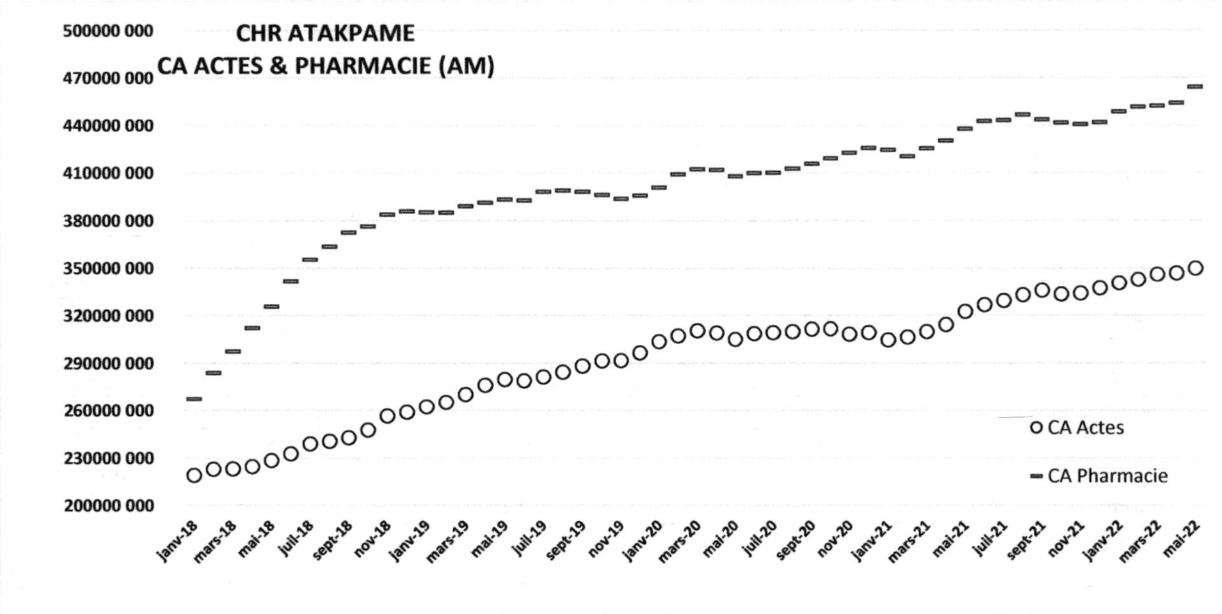
CHR ATAKPAME
CA ACTES & PHARMACIE (AM)
500000 000
470000 000
440000 000
410000 000
380000 000
350000 000
320000 000
290000 000
260000 000
230000 000
200000 000
janv-18
mars-18
mai-18
juil-18
sept-18
nov-18
janv-19
mars-19
mai-19
juil-19
sept-19
nov-19
janv-20
mars-20
mai-20
juil-20
sept-20
nov-20
janv-21
mars-21
mai-21
juil-21
sept-21
nov-21
janv-22
mars-22
mai-22
CA Actes
CA Pharmacie

Tableau 15 : Évolution des chiffres d'affaires en Francs CFA du CHP Blitta pendant la période de contractualisation au 31 mai 2022 (54 mois)

	CHP Blitta			
	Période de référence	Déc 2017 / mai 2022	Ecart	%
Total consultations	29 141 836	45 486 781	16 344 945	56%
Total Hospitalisations	-	20 399 079	20 399 079	
Chirurgie	1 658 280	19 284 542	17 626 262	1063%
Maternité	-	590 900	590 900	
Laboratoire	62 111 664	120 380 612	58 268 948	94%
IM	41 434 581	76 786 434	35 351 853	85%
Autres services	4 568 154	43 271 298	38 703 144	847%
Total Actes médicaux	138 914 515	326 199 646	187 285 131	135%
Pharmacie	453 255 363	839 589 941	386 334 578	85%
Total CA	592 169 878	1 165 789 588	573 619 709	97%

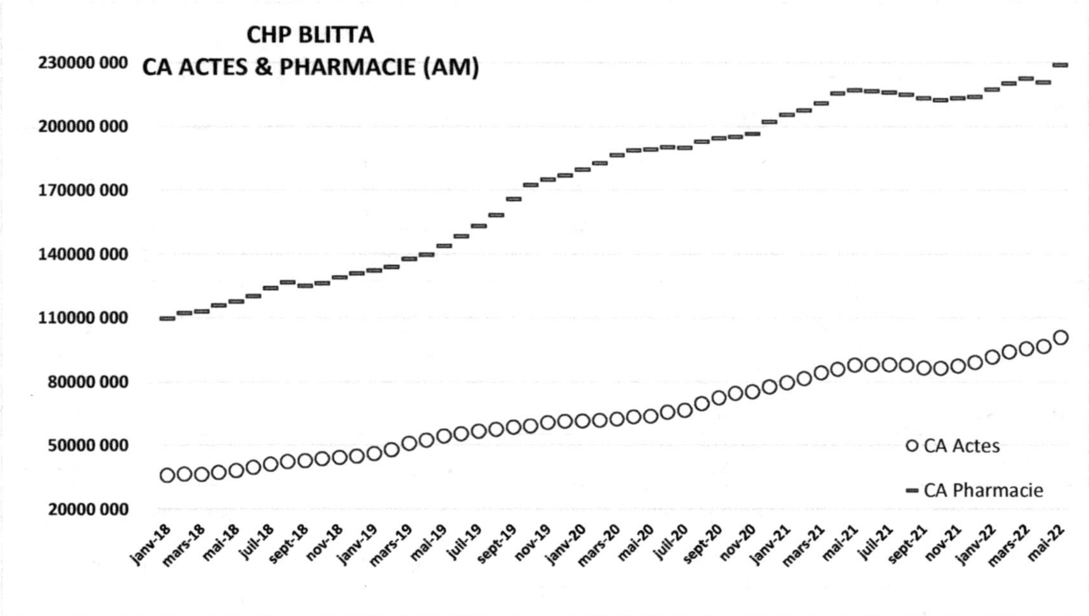
CHP BLITTA
CA ACTES & PHARMACIE (AM)
230000 000
200000 000
170000 000
140000 000
110000 000
80000 000
50000 000
20000 000
janv-18
mars-18
mai-18
juil-18
sept-18
nov-18
janv-19
mars-19
mai-19
juil-19
sept-19
nov-19
janv-20
mars-20
mai-20
juil-20
sept-20
nov-20
janv-21
mars-21
mai-21
juil-21
sept-21
nov-21
janv-22
mars-22
mai-22
CA Actes
CA Pharmacie

Tableau 16- Évolution des chiffres d'affaires en Francs CFA du CHU SO pendant la période de contractualisation au 31 mai 2022 (50 mois)

	CHU SO			
	Période de référence	Avr. 2018 / mai 2022	Ecart	%
Total consultations	727 351 129	863 715 967	136 364 838	19%
Hospitalisations	1 007 697 452	1 621 780 809	614 083 357	61%
Chirurgie	322 025 096	460 680 448	138 655 352	43%
Maternité	165 306 541	171 739 858	6 433 317	4%
Laboratoire	797 090 621	1 541 297 024	744 206 403	93%
IM	512 569 622	780 272 410	267 702 789	52%
Hémodialyse	373 919 680	664 790 671	290 870 991	78%
Morgue (CHUSO)	852 163 263	567 860 639	- 284 302 624	-33%
Autres services	339 523 160	349 815 096	10 291 936	3%
Total Actes médicaux (Hors morgue)	4 245 483 301	6 454 092 283	2 208 608 983	52%
Pharmacie (hors sang)	2 263 328 953	3 230 716 669	967 387 716	43%
Total CA (Hors Morgue et sang)	6 508 812 254	9 684 808 952	3 175 996 699	49%

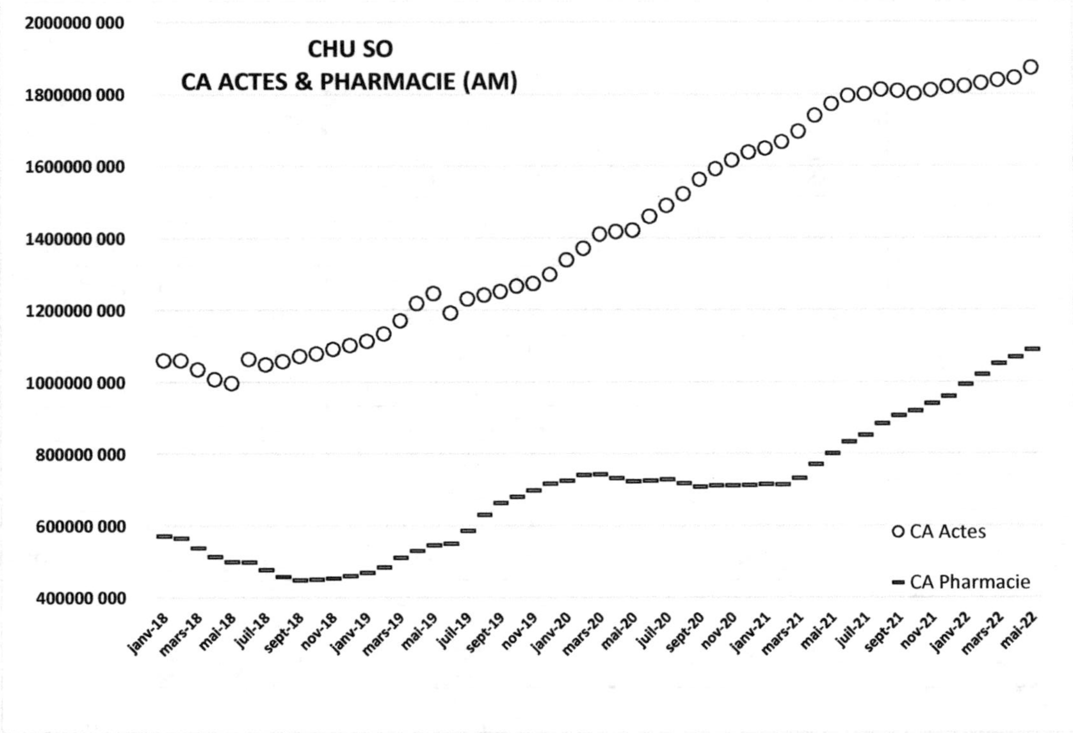
CHU SO
CA ACTES & PHARMACIE (AM)
2000000 000
1800000 000
1600000 000
1400000 000
1200000 000
1000000 000
800000 000
600000 000
400000 000
janv-18
mars-18
mai-18
juil-18
sept-18
nov-18
janv-19
mars-19
mai-19
juil-19
sept-19
nov-19
janv-20
mars-20
mai-20
juil-20
sept-20
nov-20
janv-21
mars-21
mai-21
juil-21
sept-21
nov-21
janv-22
mars-22
mai-22
CA Actes
CA Pharmacie

Tableau 17 : Évolution des chiffres d'affaires en Francs CFA du CHU Kara pendant la période de contractualisation au 31 mai 2022 (48 mois)

	CHU Kara			
	Période de référence	Juin 2018 / mai 2022	Ecart	%
Total consultations	158 830 524	286 870 387	128 039 863	81%
Total Hospitalisations	127 095 206	277 038 676	149 943 470	118%
Chirurgie	37 924 124	68 198 072	30 273 948	80%
Maternité	40 577 180	51 582 278	11 005 098	27%
Laboratoire	199 592 986	545 789 174	346 196 188	173%
IM	159 004 976	293 525 057	134 520 081	85%
Autres services	57 507 132	214 433 462	156 926 330	273%
Total Actes médicaux	780 532 128	1 737 437 106	956 904 978	123%
Pharmacie	601 063 656	1 430 523 483	829 459 827	138%
Total CA	1 381 595 784	3 167 960 589	1 786 364 805	129%

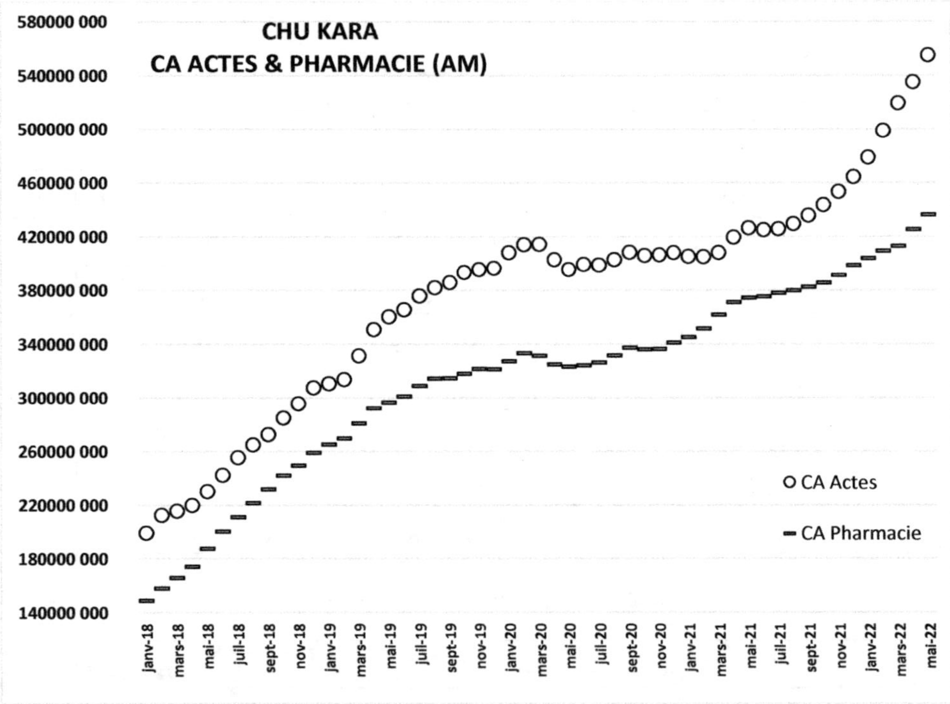
CHU KARA
CA ACTES & PHARMACIE (AM)
580000 000
540000 000
500000 000
460000 000
420000 000
380000 000
340000 000
300000 000
260000 000
220000 000
180000 000
140000 000
janv-18
mars-18
mai-18
juil-18
sept-18
nov-18
janv-19
mars-19
mai-19
juil-19
sept-19
nov-19
janv-20
mars-20
mai-20
juil-20
sept-20
nov-20
janv-21
mars-21
mai-21
juil-21
sept-21
nov-21
janv-22
mars-22
mai-22
CA Actes
CA Pharmacie

Tableau 18 : Évolution des chiffres d'affaires en Francs CFA du CHR Sokodé pendant la période de contractualisation au 31 mai 2022 (48 mois)

	CHR Sokodé			
	Période de référence	Juin 2018 / mai 2022	Ecart	%
Total consultations	139 198 146	160 558 381	21 360 235	15%
Total Hospitalisations	208 501 264	191 736 175	- 16 765 089	-8%
Chirurgie	20 267 572	80 481 680	60 214 108	297%
Maternité	29 987 656	85 342 827	55 355 171	185%
Laboratoire	227 551 058	383 950 607	156 399 549	69%
IM	82 083 992	184 461 760	102 377 768	125%
Autres services	81 799 590	143 045 763	61 246 173	75%
Total Actes médicaux	789 389 278	1 229 577 193	440 187 915	56%
Pharmacie	996 798 400	1 544 073 470	547 275 070	55%
Total CA	1 786 187 678	2 773 650 663	987 462 985	55%

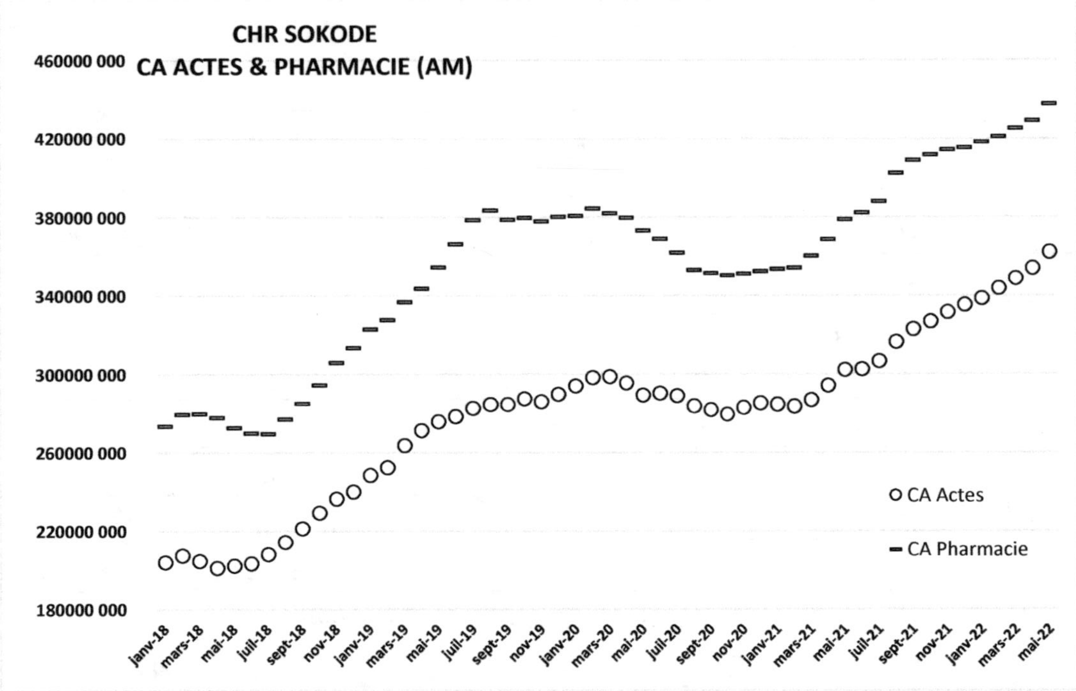
CHR SOKODE
CA ACTES & PHARMACIE (AM)
460000 000
420000 000
380000 000
340000 000
300000 000
260000 000
220000 000
180000 000
janv-18
mars-18
mai-18
juil-18
sept-18
nov-18
janv-19
mars-19
mai-19
juil-19
sept-19
nov-19
janv-20
mars-20
mai-20
juil-20
sept-20
nov-20
janv-21
mars-21
mai-21
juil-21
sept-21
nov-21
janv-22
mars-22
mai-22
CA Actes
CA Pharmacie

Tableau 19 : Évolution des chiffres d'affaires en Francs CFA du CHR Dapaong pendant la période de contractualisation au 31 mai 2022 (48 mois)

	CHR Dapaong			
	Période de référence	Juin 2018 / mai 2022	Ecart	%
Total consultations	189 349 016	244 466 303	55 117 287	29%
Total Hospitalisations	135 632 980	204 207 849	68 574 869	51%
Chirurgie	73 159 998	90 563 529	17 403 531	24%
Maternité	45 805 148	40 221 601	- 5 583 547	-12%
Laboratoire	356 134 480	563 329 003	207 194 523	58%
IM	141 144 832	202 040 161	60 895 329	43%
Autres services	52 494 094	101 560 406	49 066 312	93%
Total Actes médicaux	993 720 548	1 446 388 852	452 668 304	46%
Pharmacie	1 060 778 252	2 252 949 549	1 192 171 297	112%
Total CA	2 054 498 800	3 699 338 401	1 644 839 601	80%

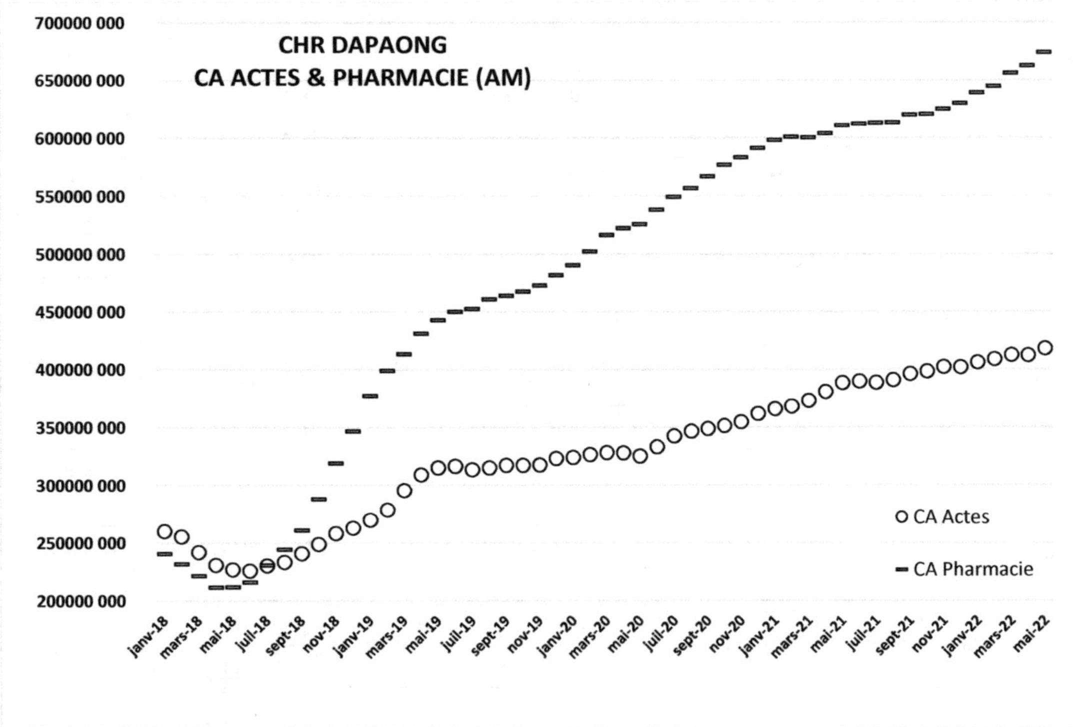
CHR DAPAONG
CA ACTES & PHARMACIE (AM)
700000 000
650000 000
600000 000
550000 000
500000 000
450000 000
400000 000
350000 000
300000 000
250000 000
200000 000
janv-18
mars-18
mai-18
juil-18
sept-18
nov-18
janv-19
mars-19
mai-19
juil-19
sept-19
nov-19
janv-20
mars-20
mai-20
juil-20
sept-20
nov-20
janv-21
mars-21
mai-21
juil-21
sept-21
nov-21
janv-22
mars-22
mai-22
CA Actes
CA Pharmacie

Tableau 20 : Évolution des chiffres d'affaires en Francs CFA du CHP Notsè pendant la période de contractualisation au 31 mai 2022 (3 mois)

	CHP Notsè			
	Période Réf. (1)	Mars 2022 / mai 2022	Ecart	%
Total consultations	6 046 734	6 147 900	101 167	2%
Total Hospitalisations	5 054 307	5 798 290	743 983	15%
Chirurgie	3 187 519	3 449 380	261 861	8%
Maternité	942 445	1 520 370	577 926	61%
Laboratoire	13 348 228	23 141 800	9 793 573	73%
Imagerie médicale	5 004 787	9 909 200	4 904 413	98%
Autres services	10 025 758	15 131 800	5 106 042	51%
Total Actes médicaux	43 609 777	65 098 740	21 488 964	49%
Pharmacie	45 185 039	67 715 128	22 530 089	50%
Total CA	88 794 816	132 813 868	44 019 053	50%

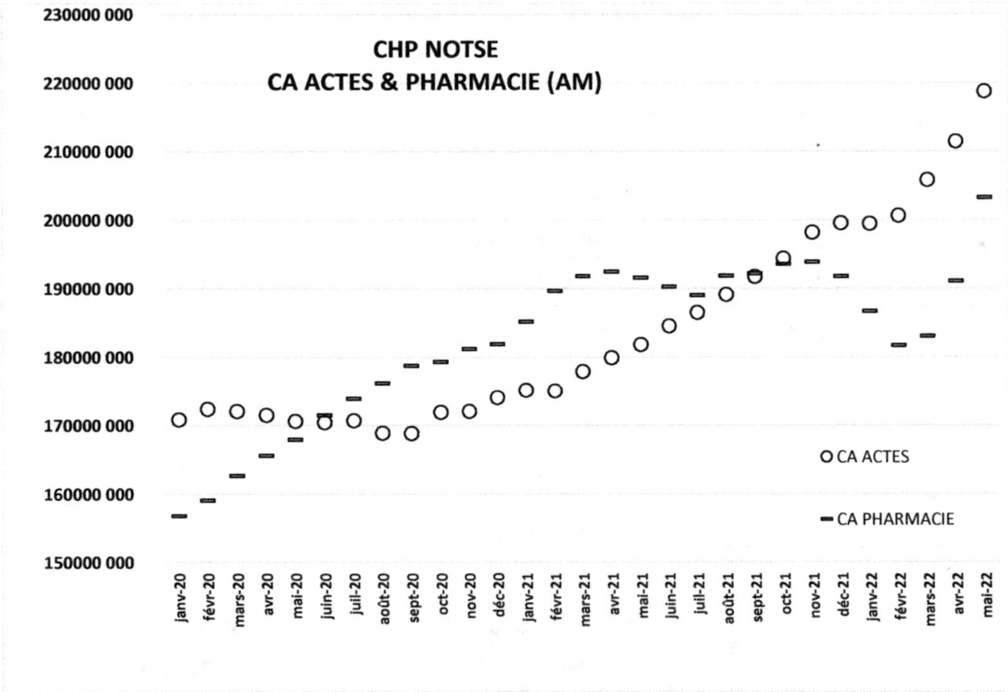
CHP NOTSE
CA ACTES & PHARMACIE (AM)
230000 000
220000 000
210000 000
200000 000
190000 000
180000 000
170000 000
160000 000
150000 000
janv-20
févr-20
mars-20
avr-20
mai-20
juin-20
juil-20
août-20
sept-20
oct-20
nov-20
déc-20
janv-21
févr-21
mars-21
avr-21
mai-21
juin-21
juil-21
août-21
sept-21
oct-21
nov-21
déc-21
janv-22
févr-22
mars-22
avr-22
mai-22
CA ACTES
CA PHARMACIE

Tableau 21 : Évolution des chiffres d'affaires en Francs CFA de l'ensemble des hôpitaux pendant leur période respective de contractualisation au 31 mai 2022

	Total 7 Hôpitaux			
	Période de référence	Période contractuelle	Ecart	%
Total consultations	1 401 027 764	1 788 522 819	387 495 055	28%
Hospitalisation	1 628 803 986	2 525 101 906	896 297 920	55%
Chirurgie	548 769 424	819 273 885	270 504 461	49%
Maternité	288 610 768	362 134 866	73 524 099	25%
Laboratoire	1 873 159 292	3 551 250 580	1 678 091 288	90%
IM	1 134 895 757	1 793 988 386	659 092 629	58%
Hémodialyse	373 919 680	664 790 671	290 870 991	78%
Morgue (CHUSO)	852 163 263	567 860 639	- 284 302 624	-33%
Autres services	734 979 369	1 124 697 735	389 718 366	53%
Total Actes médicaux (hors morgue CHUSO)	7 984 166 039	12 629 760 848	4 645 594 809	58%
Pharmacie	6 417 698 119	11 246 450 008	4 828 751 890	75%
Total CA (Hors Morgue et sang)	14 401 864 158	23 876 210 857	9 474 346 698	66%

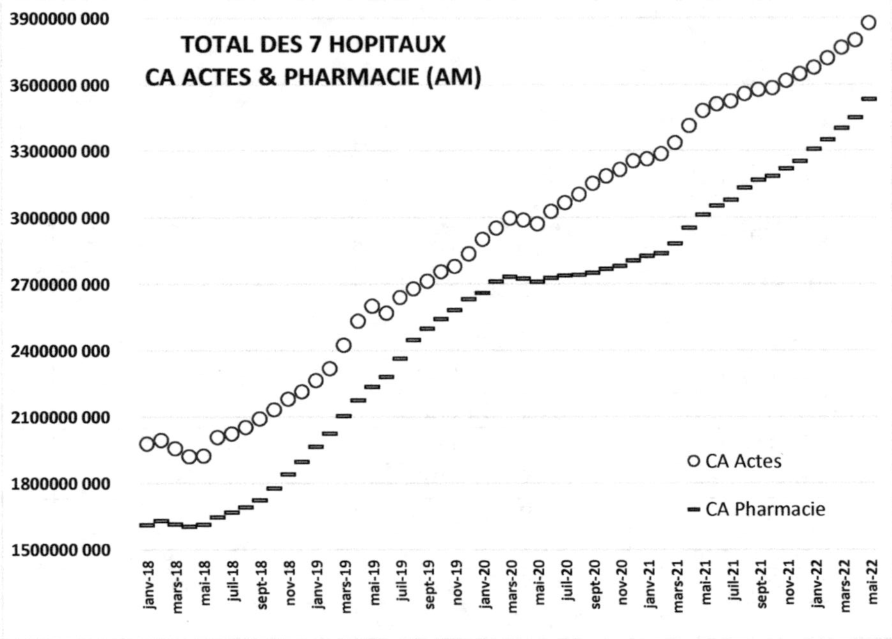
TOTAL DES 7 HOPITAUX
CA ACTES & PHARMACIE (AM)
3900000 000
3600000 000
3300000 000
3000000 000
2700000 000
2400000 000
2100000 000
1800000 000
1500000 000
janv-18
mars-18
mai-18
juil-18
sept-18
nov-18
janv-19
mars-19
mai-19
juil-19
sept-19
nov-19
janv-20
mars-20
mai-20
juil-20
sept-20
nov-20
janv-21
mars-21
mai-21
juil-21
sept-21
nov-21
janv-22
mars-22
mai-22
CA Actes
CA Pharmacie

Tableau 22 : Évolution des chiffres d'affaires des hôpitaux contractualisés respectivement au cours de leur période de contractualisation par rapport à leur période de référence - à fin mai 2022

		Évolution du chiffre d'affaires 54 mois / période de référence			
		Période de référence	Décembre 2017 à mai 2022	Écart	%
CHR Atakpamé	Actes	992 516 493	1 370 967 028	378 450 535	38%
	Pharmacie	997 288 456	1 880 881 768	883 593 312	89%
	Total	1 989 804 949	3 251 848 796	1 262 043 847	63%
CHP Blitta	Actes	138 914 515	326 199 646	187 285 131	135%
	Pharmacie	453 255 363	839 589 941	386 334 578	85%
	Total	592 169 878	1 165 789 588	573 619 709	97%
Total	Actes	1 131 431 008	1 697 166 674	565 735 666	50%
	Pharmacie	1 450 543 819	2 720 471 709	1 269 927 891	88%
	Total	2 581 974 827	4 417 638 384	1 835 663 556	71%

		Évolution du chiffre d'affaires 50 mois / période de référence			
		Période de référence	Avril 2018 à mai 2022	Écart	%
CHU SO *	Actes	4 245 483 301	6 454 092 283	2 208 608 983	52%
	Pharmacie	2 263 328 953	3 230 716 669	967 387 716	43%
	Total	6 508 812 254	9 684 808 952	3 175 996 699	49%

		Évolution du chiffre d'affaires 48 mois / période de référence			
		Période de référence	Juin 2018 à mai 2022	Écart	%
CHU Kara	Actes	780 532 128	1 737 437 106	956 904 978	123%
	Pharmacie	601 063 656	1 430 523 483	829 459 827	138%
	Total	1 381 595 784	3 167 960 589	1 786 364 805	129%
CHR Dapaong	Actes	993 720 548	1 446 388 852	452 668 304	46%
	Pharmacie	1 060 778 252	2 252 949 549	1 192 171 297	112%
	Total	2 054 498 800	3 699 338 401	1 644 839 601	80%
CHR Sokodé	Actes	789 389 278	1 229 577 193	440 187 915	56%
	Pharmacie	996 798 400	1 544 073 470	547 275 070	55%
	Total	1 786 187 678	2 773 650 663	987 462 985	55%
Total	Actes	2 563 641 954	4 413 403 151	1 849 761 197	72%
	Pharmacie	2 658 640 308	5 227 546 502	2 568 906 194	97%
	Total	5 222 282 262	9 640 949 653	4 418 667 391	85%

		Évolution du Chiffre d'affaires 3 mois / période de référence			
		Période de référence	Mars à mai 2022	Écart	%
CHP Notsè	Actes	43 609 777	65 098 740	21 488 964	49%
	Pharmacie	45 185 039	67 715 128	22 530 089	50%
	Total	88 794 816	132 813 868	44 019 053	50%
Total Général	Actes	7 984 166 039	12 629 760 848	4 645 594 809	58%
	Pharmacie	6 417 698 119	11 246 450 008	4 828 751 890	75%
	Total	14 401 864 158	23 876 210 857	9 474 346 698	66%

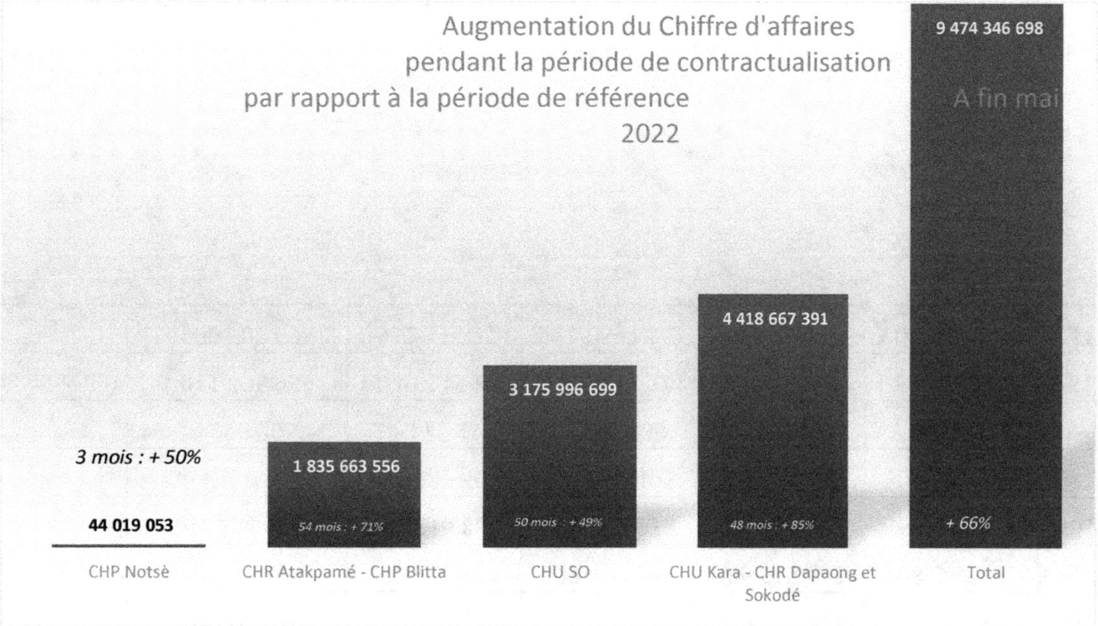
Augmentation du Chiffre d'affaires
pendant la période de contractualisation
par rapport à la période de référence
2022
9 474 346 698
A fin mai
4 418 667 391
3 175 996 699
3 mois : + 50%
1 835 663 556
44 019 053
54 mois : + 71%
50 mois : + 49%
48 mois : + 85%
+ 66%
CHP Notsè
CHR Atakpamé - CHP Blitta
CHU SO
CHU Kara - CHR Dapaong et Sokodé
Total

Tableau 23 : Évolution des chiffres d'affaires en francs CFA des actes médicaux de 2016 à 2021 dans les hôpitaux contractualisés

CA Actes Médicaux	2016	2017	2018	2019	2020	2021
Sokodé	191 906 768	203 655 372	240 017 112	289 795 831	285 183 351	335 256 275
Kara	181 850 119	190 321 375	307 470 342	396 513 532	408 240 451	464 391 392
Dapaong	261 354 480	261 216 884	262 728 379	322 902 603	361 649 535	401 842 836
Atakpamé	224 130 112	214 087 409	258 757 496	296 398 292	309 157 616	337 264 230
Blitta	29 990 205	34 111 835	44 846 839	61 355 083	77 481 939	89 019 043
CHU SO (hors morgue)	1 011 475 989	1 049 445 399	1 101 774 524	1 299 284 472	1 637 564 555	1 819 907 861
TOTAL	1 900 707 673	1 952 838 274	2 215 594 692	2 666 249 813	3 079 277 447	3 447 681 637

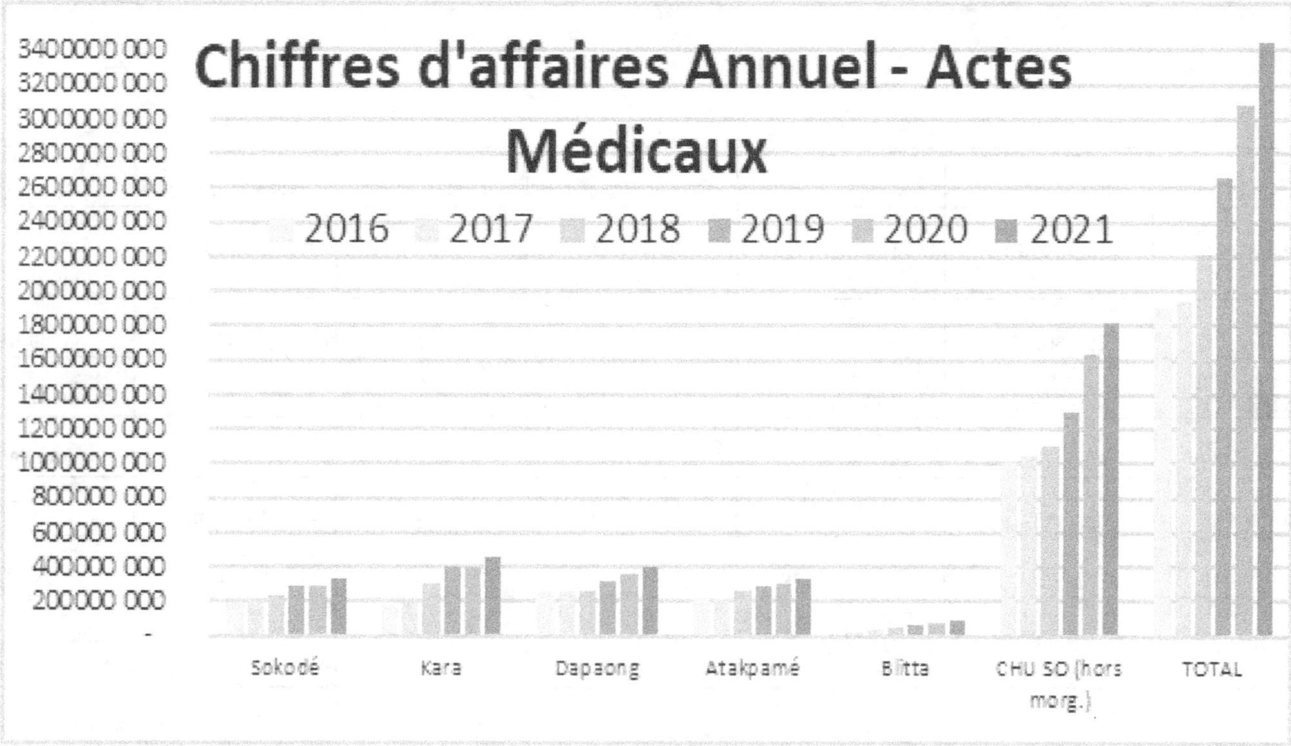
Chiffres d'affaires Annuel - Actes Médicaux
2016
2017
2018
2019
2020
2021
3400000 000
3200000 000
3000000 000
2800000 000
2600000 000
2400000 000
2200000 000
2000000 000
1800000 000
1600000 000
1400000 000
1200000 000
1000000 000
800000 000
600000 000
400000 000
200000 000
-
Sokodé
Kara
Dapaong
Atakpamé
Blitta
CHU SO (hors morg.)
TOTAL

Tableau 24 : Évolution des chiffres d'affaires en francs CFA de la pharmacie de 2016 à 2021 dans les hôpitaux contractualisés

CA Pharmacies	2016	2017	2018	2019	2020	2021
Sokodé	207 664 225	269 844 745	313 444 482	380 271 789	352 473 792	415 030 576
Kara	120 393 691	141 895 998	259 003 921	321 450 074	341 117 770	398 711 466
Dapaong	301 942 079	276 556 141	346 336 030	481 413 218	591 017 108	629 778 551
Atakpamé	207 428 236	251 645 267	385 783 835	395 705 067	425 694 080	441 990 800
Blitta	98 815 121	106 478 250	131 015 837	176 749 679	202 209 563	213 976 784
CHU SO (hors sang)	543 885 248	570 905 916	460 291 807	716 739 871	712 060 723	959 572 641
TOTAL	1 480 128 600	1 617 326 317	1 895 875 912	2 472 329 698	2 624 573 036	3 059 060 818

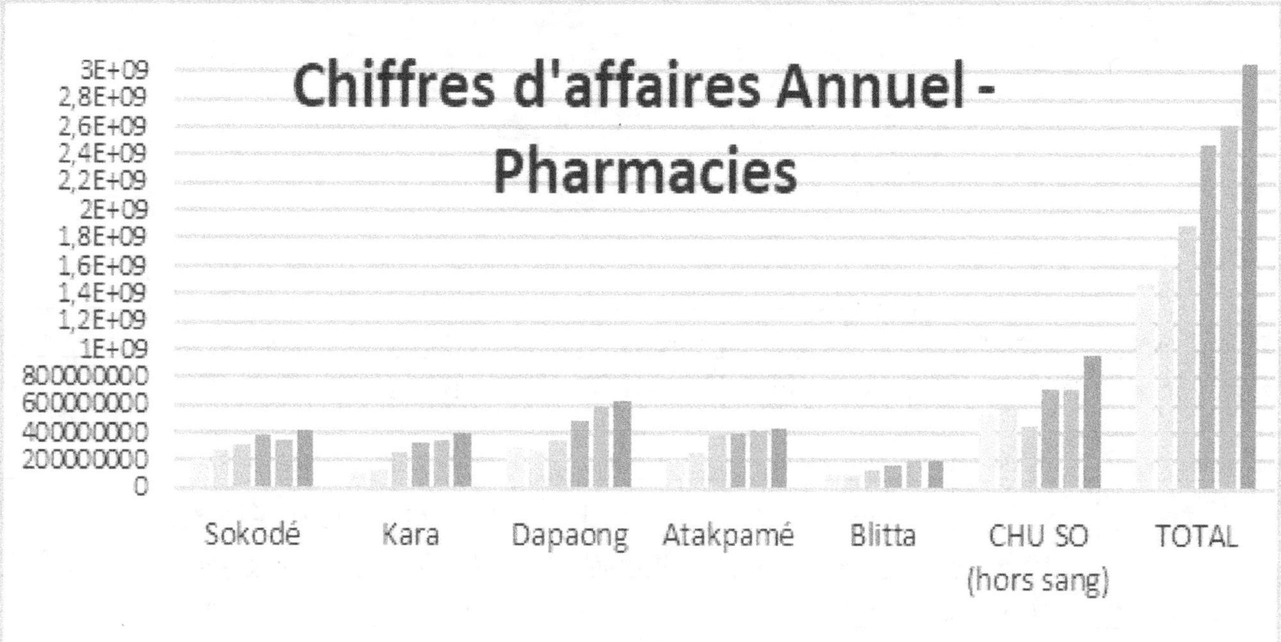
Chiffres d'affaires Annuel -
Pharmacies
3E+09
2,8E+09
2,6E+09
2,4E+09
2,2E+09
2E+09
1,8E+09
1,6E+09
1,4E+09
1,2E+09
1E+09
800000000
600000000
400000000
200000000
0
Sokodé
Kara
Dapaong
Atakpamé
Blitta
CHU SO
(hors sang)
TOTAL

Tableau 25 : Évolution des chiffres d'affaires totaux en francs CFA de 2016 à 2020 dans les hôpitaux contractualisés

Total CA	2016	2017	2018	2019	2020	2021
Sokodé	399 570 993	473 500 117	553 461 594	670 067 620	637 657 143	750 286 851
Kara	302 243 810	332 217 373	566 474 263	717 963 606	749 358 221	863 102 858
Dapaong	563 296 559	537 773 025	609 064 409	804 315 821	952 666 643	1 031 621 387
Atakpamé	431 558 348	465 732 676	644 541 331	692 103 359	734 851 696	779 255 030
Blitta	128 805 326	140 590 085	175 862 676	238 104 763	279 691 502	302 995 827
CHU SO (Hors morgue et sang)	1 555 361 237	1 620 351 315	1 562 066 331	2 016 024 343	2 349 625 278	2 779 480 502
TOTAL	3 380 836 273	3 570 164 591	4 111 470 604	5 138 579 512	5 703 850 483	6 506 742 455

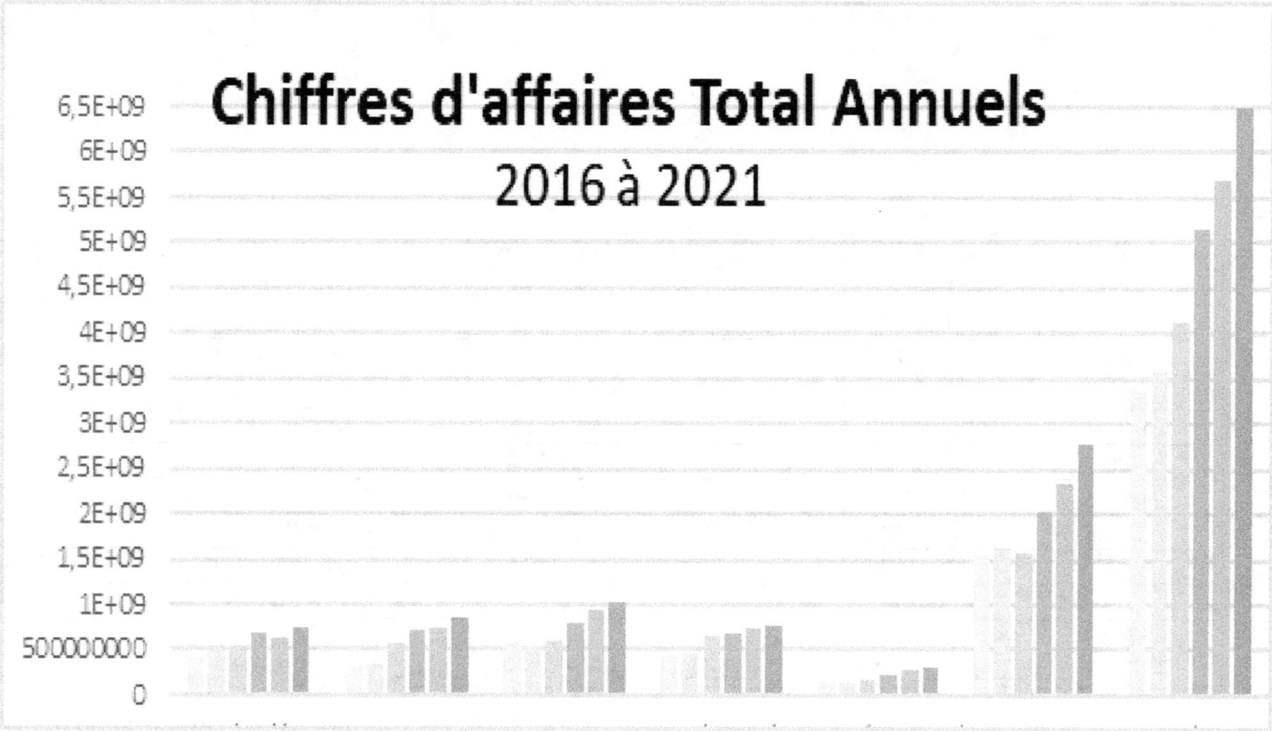
Chiffres d'affaires Total Annuels
2016 à 2021
6,5E+09
6E+09
5,5E+09
5E+09
4,5E+09
4E+09
3,5E+09
3E+09
2,5E+09
2E+09
1,5E+09
1E+09
500000000
0

Tableau 26 : Évolution des chiffres d'affaires enregistrés au CMS de Siou durant les 10 premiers mois de mise en œuvre de la contractualisation

	Recettes en 2017 (FCFA)	Recettes en 2018 (FCFA)	Écart (en FCFA)	Écart (%)
Janvier	1 161 855	1 935 921	774 066	67
Février	1 287 715	2 914 427	1 626 712	126
Mars	1 450 425	2 931 912	1 481 487	102
Avril	1 287 690	2 956 420	1 668 730	130
Mai	1 451 350	2 813 574	1 362 224	94
Juin	1 254 475	3 765 749	2 511 274	200
Juillet	2 691 825	4 357 505	1 665 680	62
Août	1 800 390	2 963 355	1 162 965	65
Septembre	2 230 605	1 737 601	493 004	22
Octobre	2 960 240	2 758 785	201 455	7
Total	17.576.570	29.135.249	11.558.679	66

2 - Utilisation faite des écarts des chiffres d'affaires enregistrés

L'augmentation des recettes associée à la maîtrise et à la pertinence des dépenses a permis aux formations de commencer à faire face à leurs dettes, notamment vis-à-vis du personnel et de la pharmacie. Les écarts en chiffres d'affaires engrangés ont servi à l'amélioration de l'offre de soins, sur la base des besoins établis par les acteurs, comme illustrés par les tableaux 27 à 36.

Tableau 27 : Arriérés et dettes réglés grâce à l'augmentation des chiffres d'affaires des centres contractualisés au terme de 13 mois de contractualisation

Centres	Nature des dépenses	Montant
CHU Sokodé	Primes de gardes	19.200.000 FCFA
	CNSS	12.640.000 FCFA
	Pharmacie et laboratoire	26.000.000 FCFA
CHR d'Atakpamé	Arriérés des charges de personnel	31.982.010 FCFA
	Dette de la pharmacie	62.788.292 FCFA
	Remboursement du crédit de la BTCI	56.000.000 FCFA
	Achat de matériels médicaux de laboratoire	21.869.237 FCFA
	Matériel informatique et mobiliers de bureau	25.279.382 FCFA
	Matériel électrique (batterie de condensateur)	5.005.464 FCFA
	Travaux de réhabilitation	26.143.059 FCFA
CHR de Dapaong	Dette de la pharmacie	99.494.878 FCFA
	Arriérés d'avancement du personnel	8.000.000 FCFA
	Réhabilitation de bâtiments et réparation d'appareils	36.741.377 FCFA
CHU de Kara	Dettes sociales	24.000.000 FCFA
	Dettes pharmacie	10.000.000 FCFA
	Construction de 4 cabines	19.000.000 FCFA
	Réhabilitation des blocs opératoires de traumatologie et de neurochirurgie	8.000.000 FCFA
	Équipements biomédicaux	50.000.000 FCFA
CHP de Blitta	Achat de matériel de base de fonctionnement et réhabilitations (plomberie, électricité, peinture, menuiserie, maçonnerie)	FCFA

Tableau 28 : Dépenses (en FCFA) pour l'amélioration des services effectuées au CHU Kara et aux CHR Dapaong et Sokodé à fin août 2020, au bout de 27 mois de contractualisation

	Juin 2016 à août 2018	Juin 2018 à août 2019	Écart	Pourcentage
Médicaments et oxygène	1.502.619.941	2.048.668.425	546.048.484	36%
Consommables pour activités médicales	353.696.888	472.578.784	118.881.896	34%
Réparation et entretien des locaux	291.880.420	325.996.409	34.115.989	12%
Achat, entretien et réparation d'équipements médicaux	11.993.335	241.058.695	130.065.360	117%
Dépenses totales	2.259.190.584	3.088.302.313	829.111.729	37%

Tableau 29 : Réduction de la dette cumulée (en FCFA) du CHU Kara et des CHR Dapaong et Sokodé à fin août 2020, au bout de 27 mois de contractualisation

	Dette au 30/06/2018	Dette au 31/12/2019	Remboursement	Pourcentage
Dettes de la pharmacie	192.681.518	130.885.346	61.796.172	32%
Dette à l'égard du personnel	235.195.664	151.813.634	83.382.030	35%
Dettes à l'égard de la CNSS	542.274.294	545.486.792	3.212.498	-1%
Total des dettes mandatées	970.151.476	828.185.772	141.965.704	15%

Tableau 30 : Dépenses (en FCFA) pour l'amélioration des services effectuées au CHR d'Atakpamé et au CHP de Blitta à fin août 2020, au bout de 33 mois de contractualisation

	Décembre 2015 à août 2018	Décembre 2017 à août 2020	Écart	Pourcentage
Médicaments et oxygène	915.834.061	1.223.145.176	307.311.115	34%
Consommables pour activités médicales	106.809.388	233.657.550	126.848 .142	119%
Réparation et entretien des locaux	114.537.079	96.587.928	-17.949.151	16%
Achat, entretien et réparation d'équipements médicaux	46.418.355	72.937.421	26.519.066	57%
Total des dettes mandatées	1.183.598.883	1.635.526.248	451.927.365	38%

Tableau 31 : Réduction des dettes au CHR d'Atakpamé et au CHP de Blitta à fin août 2020, au bout de 33 mois de contractualisation

	31/12/2017	31/10/2019	Remboursement	Pourcentage
Dettes de la pharmacie	44.805.804	15.911.748	28.894.056	64%
Dettes à l'égard du personnel	80.704.926	47.626.131	33.078.795	41%
Dettes à l'égard de la CNSS	161.764.353	152.793.229	8.971.124	6%
Total des dettes mandatées	287.275.083	216.331.108	70.943.975	25%

Tableau 32 : Utilisation des ressources au CHR de Sokodé, en 27 mois de contractualisation

	Juin 2016 à août 2018	%	Juin 2018 à août 2020	%	Écart en 27 mois	%
Achats de consommables pour les services médicaux	58 595 623	5%	77 191 622	7%	18 595 999	32%
Entretien et réparation des locaux	35 769 266	3%	24 835 178	2%	- 10 934 088	-31%
Achat et entretien des équipements médicaux	28 203 788	3%	27 562 619	2%	641 169	2%
Autres achats d'équipements	43 194 520	4%	21 845 488	2%	21 349 032	49%
Autres dépenses	171 090 558	15%	94 099 742	8%	76 990 816	45%
Fais du personnel	770 896 373	70%	867 810 775	78%	96 914 402	13%
Total	1 107 750 128	100%	1 113 345 424	100 %	5 595 296	1%

Tableau 33 : Utilisation des ressources au CHU de Kara, en 27 mois de contractualisation

	Juin 2016 à août 2018	%	Juin 2018 à août 2020	%	Écart en 27 mois	%
Achats de consommables pour les services médicaux	74 305 463	5%	129 548 839	7%	55 243 376	74%
Entretien et réparation des locaux	110 518 903	8%	158 130 269	8%	47 611 366	43%
Achat et entretien des équipements médicaux	13 923 695	1%	145 002 241	8%	131 078 546	941%
Autres achats d'équipements	21 964 432	1%	37 113 405	2%	15 148 973	69%
Autres dépenses	239 796 680	16%	333 499 214	18%	93 702 534	39%
Fais du personnel	1 009 852 687	69%	1 068 946 361	57%	59 093 674	6%
Total	1 470 361 860	100%	1 872 240 329	100%	401 878 469	27%

Tableau 34 : Utilisation des ressources au CHR de Dapaong, en 27 mois de contractualisation

	Juin 2016 à août 2018	%	Juin 2018 à août 2020	%	Écart en 27 mois	Écart (%)
Achats de consommables pour les services médicaux	170 122 979	13%	275 951 364	19%	105 778 385	62%
Entretien et réparation des locaux	9 977 4943	8%	143 030 962	10%	43 256 019	43%
Achat et entretien des équipements médicaux	48 105 088	4%	68 493 835	5%	20 388 747	42%
Autres achats d'équipements	21 033 795	2%	29 470 402	2%	8 436 607	40%
Autres dépenses	266 154 035	21%	197 020 633	13%	69 133 402	26%
Fais du personnel	662 983 713	52%	769 338 102	52%	106 354 389	16%
Total	1 268 224 553	100%	1 483 305 298	100%	215 080 745	17%

Tableau 35 : Utilisation des ressources au CHR d’Atakpamé en 32 mois, de contractualisation

	01/2016 – 08/2018	%	01/2018-08/2020	%	Écart en 32 mois	%
Achats de consommables pour les services médicaux	91 790 174	6%	199 823 685	13%	108 033 511	118%
Entretien et réparation des locaux	88 749 177	6%	81 448 752	5%	7 300 425	8%
Achat et entretien des équipements médicaux	36 964 226	3%	53 602 299	4%	16 638 073	45%
Autres achats d’équipements	52 796 422	4%	64 667 657	4%	11 871 235	22%
Autres dépenses	359 762 690	25%	315 838 192	21%	43 924 498	12%
Fais du personnel	815 266 017	56%	783 513 142	52%	31 752 875	4%
Total	1 445 328 706	100%	1498 893 727	100%	53 565 021	4%

Tableau 36 : Utilisation cumulée des ressources au CHU Kara et aux CHR d'Atakpamé, de Sokodé et de Dapaong, durant la période de contractualisation

	Période de référence	%	Période de contractualisation	%	Écart	%
Achats de consommables pour les services médicaux	394 864 239	7%	682 515 510	11%	287 651 271	73%
Entretien et réparation des locaux	334 812 289	6%	407 445 161	7%	72 632 872	22%
Achat et entretien des équipements médicaux	127 196 797	2%	294 660 994	5%	167 464 197	132%
Autres achats d'équipements	138 989 169	3%	153 096 952	3%	14 107 783	10%
Autres dépenses	1 036 803 963	20%	940 457 781	16%	96 346 182	9%
Fais du personnel	3 258 998 790	62%	3 489 608 380	58%	230 609 590	7%
Total	5 291 665 247	100%	5 967 784 778	100%	676 119 531	13%

3 - Actes et écarts enregistrés

L'effet de la contractualisation s'est manifesté dans l'amélioration des indicateurs en lien avec les activités des centres (consultations, fréquentations, hospitalisations, accouchements, examens de laboratoire, imagerie), que traduisent les tableaux 37 à 47.

À Siou, le taux de fréquentation a augmenté de 20%, le taux des consultations externes de 31%, le taux d'hospitalisation de 7%, et le taux d'imagerie de 18%. Les recettes des prestations ont augmenté de 21%, et celles de la pharmacie de 64%, entraînant une hausse totale des recettes de 44%. Le nombre global de consultations a été multiplié par deux, de même que celui de la 4e consultation prénatale. Les recettes ont connu une hausse de 66%, et au 15 novembre 2018, le compte bancaire du CMS est crédité de 9.386.562 FCFA.

Tableau 37 : évolution de la fréquentation des hôpitaux d'Atakpamé et Blitta (comparaison avant et après contractualisation, sur une période de 25 mois)

Formations sanitaires	Activités menées	Fréquentations décembre 2015 à décembre 2017	Fréquentations décembre 2017 à décembre 2019	Écart	Écart en pourcentage
CHR Atakpamé	Consultations	52585	61450	8865	17%
	Accouchements	2354	2521	167	7%
	Total	54989	63971	9082	16%
CHP Blitta	Consultations	23432	30728	7296	31%
	Accouchements	751	953	184	25%
	Total	24183	31663	7480	31%
CHR Atakpamé et CHP Blitta	Consultations	76017	92178	16161	21%
	Accouchements	3105	3456	351	11%
	Total	79122	95634	16512	21%

Tableau 38 : évolution de la fréquentation des hôpitaux de Dapaong, Kara, et Sokodé (comparaison avant et après contractualisation, sur une période de 19 mois)

Formations sanitaires	Activités menées	Fréquentation juin 2016 à décembre 2017	Fréquentation Juin 2018 à décembre 2019	Écart	Écart en pourcentage
CHU Kara	Consultations	36537	51019	14482	40%
	Accouchements	1241	1606	455	37%
	Total	37778	52715	14937	40%
CHR Sokodé	Consultations	40496	50168	9672	24%
	Accouchements	1711	3210	1499	88%
	Total	42207	53378	11171	26%
CHR Dapaong	Consultations	48666	57538	8872	18%
	Accouchements	3976	3908	-68	-2%
	Total	52642	61446	8804	17%
Total des trois hôpitaux	Consultations	126699	158725	33026	26%
	Accouchements	6928	8814	1886	27%
	Total	132627	167539	34912	26%

Tableau 39 : évolution des activités des services de laboratoire et de radiologie et de l'ECG au CHU-SO

	Nombre d'examens effectués Période d'avril 2016 à décembre 2017	Nombre d'examens effectués Période d'avril 2018 à décembre 2019	Écart	Pourcentage
Laboratoire	237208	279346	42138	18%
Radiologie	23926	30113	6187	26%
Échographie	4769	5547	778	16%
ECG	4317	4799	482	11%
Total	270220	319805	49585	18%

Tableau 40 : activités hospitalières cumulées effectuées au CHU Kara et aux CHR Dapaong et Sokodé à fin août 2020, au bout de 27 mois de contractualisation

	Août 2016 – Août 2018	Août 2018 – Août 2020	Écart	Pourcentage
Nombre de consultations des adultes et urgences	46.940	55.507	8.567	18%
Nombre de consultations en gynécologie et à la maternité	31.757	38.979	7.222	23%
Nombre de consultations d'enfants	26.855	32.958	6.103	23%
Nombre de consultations spécialisées	72.301	93.124	20.823	29%
Nombre d'accouchements	10.030	12.642	2.612	26%
Total des admissions	187.883	233.210	45.327	24%
Nombre d'analyses de laboratoire	421.449	581.076	159.627	38%
Nombre d'examens d'imagerie médicale	39.582	56.967	17.385	44%
Nombre total d'analyses de laboratoire et d'imagerie	461.031	683.043	177.012	38%

Tableau 41 : cumul des activités hospitalières effectuées au CHR d'Atakpamé et au CHP de Blitta à fin août 2020, au bout de 33 mois de contractualisation

	Décembre 2015 à août 2018	Décembre 2017 à août 2020	Écart	Pourcentage
Nombre de consultations des adultes et urgences	39.892	41.851	1959	5%
Nombre de consultations en gynécologie et à la maternité	21.391	24.901	3.510	16%
Nombre de consultations d'enfants	11.426	13.570	2.144	19%
Nombre de consultations spécialisées	30.372	43.374	13.002	43%
Nombre d'accouchements	4.065	4.849	784	19%
Total des admissions	107.146	128.545	21.399	20%
Nombre d'analyses de laboratoire	194.536	214.117	19.581	10%
Nombre d'examens d'imagerie médicale	31.054	36.866	5.812	19%
Nombre total d'analyses de laboratoire et d'imagerie	225.591	250.983	25.392	11%

Tableau 42 : cumul des activités hospitalières effectuées du CHU Kara et des CHR Sokodé et Dapaong, à fin août 2020, au bout de 27 mois de contractualisation

	Août 2016 à août 2018	Août 2018 à août 2020	Écart	Écart en pourcentage
Nombre de consultations des adultes et urgences	46.940	55.507	8.567	18%
Nombre de consultations en gynécologie et à la maternité	31.757	38.979	7 .222	23%
Nombre de consultations d'enfants	26.855	32.958	6.103	23%
Nombre de consultations spécialisées	72.301	93.124	20.823	29%
Nombre d'accouchements	10.030	12.642	2.612	26%
Total des admissions	187.883	233.210	45.327	24%
Nombre d'analyses de laboratoire	421.449	581.076	159.627	38%
Nombre d'examens d'imagerie médicale	39.582	56.967	17.385	44%
Nombre total d'analyses de laboratoire et d'imagerie	461.031	638.043	177.012	38%

Tableau 43 : Évolution de la fréquentation en 43 mois de contractualisation période de référence

Formations sanitaires	Activités menées	Période Réf. (1)	Décembre 2017 à juin 2021	Écart	Écart en pourcentage
CHR Atakpamé	Actes	90 586	109 174	18 589	21%
	Pharmacie	3 904	4 641	738	19%
	Total	94 489	113 815	19 326	20%
CHP Blitta	Actes	40 511	55 234	14 723	36%
	Pharmacie	1 274	2 303	1 030	81%
	Total	41 785	57 537	15 753	38%
Total	Actes	131 097	164 408	33 312	25%
	Pharmacie	5 177	6 944	1 767	34%
	Total	136 274	171 352	35 079	26%

Tableau 44 : évolution de la fréquentation 43 mois / période de référence

Formations sanitaires	Activités menées	Période Réf. (1)	Décembre 2017 à juin 2021	Écart	Écart en pourcentage
CHR Atakpamé	Actes	90 586	109 174	18 589	21%
	Pharmacie	3 904	4 641	738	19%
	Total	94 489	113 815	19 326	20%
CHP Blitta	Actes	40 511	55 234	14 723	36%
	Pharmacie	1 274	2 303	1 030	81%
	Total	41 785	57 537	15 753	38%
Total	Actes	131 097	164 408	33 312	25%
	Pharmacie	5 177	6 944	1 767	34%
	Total	136 274	171 352	35 079	26%

Tableau 45 : Évolution de la fréquentation au CHUSO en 39 mois

Formations sanitaires	Activités menées	Période Réf. (1)	Avril 2018 à juin 2021	Écart	Écart en pourcentage
CHU SO	Actes	323 085	358 858	35 774	11%
	Pharmacie	28 150	29 013	863	3%
	Total	351 234	387 871	36 637	10%

Tableau 46 : Évolution de la fréquentation en 37 mois dans les hôpitaux de Kara, de Dapaong et Sokodé

Formations sanitaires	Activités menées	Période Réf. (1)	Juin 2018 à juin 2021	Écart	Écart en pourcentage
CHU Kara	Actes	68 966	100 766	31 801	46%
	Pharmacie	2 514	3 505	991	39%
	Total	71 480	104 271	32 792	46%
CHR Dapaong	Actes	92 520	107 873	15 353	17%
	Pharmacie	7 595	7 924	329	4%
	Total	100 115	115 797	15 682	16%
CHR Sokodé	Actes	77 703	94 421	16 719	22%
	Pharmacie	3 481	6 542	3 062	88%
	Total	81 183	100 963	19 780	24%
Total	Actes	239 188	303 060	63 872	27%
	Pharmacie	13 590	17 971	4 382	32%
	Total	252 778	321 031	68 254	27%

Formations sanitaires	Activités menées	Période Réf. (1)	Juin 2018 à juin 2021	Écart	Écart en pourcentage
Total	Actes	693 369	826 326	132 957	19%
	Pharmacie	46 916	53 928	7 012	15%
	Total	740 285	880 254	139 970	19%

Tableau 47 : Évolution de la fréquentation au 30 avril 2022 pour la période de contractualisation de chaque hôpital

		Évolution de la fréquentation - 53 mois / période de référence			
		Période Réf.(1)	déc 2017 à avril 2022	Ecart	%
CHR Atakpamé	Consultations	111 617	135 607	23 990	21%
	Accouchements	4 802	5 780	979	20%
	Total	116 419	141 387	24 969	21%
CHP Blitta	Consultations	49 116	72 036	22 920	47%
	Accouchements	1 599	3 029	1 430	89%
	Total	50 715	75 065	24 350	48%
Total	Actes	160 733	207 643	46 910	29%
	Pharmacie	6 401	8 809	2 409	38%
	Total	167 134	216 452	49 319	30%

		Évolution de la fréquentation 49 mois / période de référence			
		Période Réf. (1)	avril 2018 à avril 2022	Ecart	%
CHU SO *	Consultations	405 621	457 522	51 901	13%
	Accouchements	34 883	38 037	3 154	9%
	Total	440 504	495 559	55 055	12%

		Évolution de la fréquentation 47 mois / période de référence			
		Période Réf.(1)	juin 2018 à avril 2022	Ecart	%
CHU Kara	Consultations	87 577	132 831	45 255	52%
	Accouchements	3 171	4 712	1 542	49%
	Total	90 747	137 543	46 796	52%
CHR Dapaong	Consultations	117 762	139 812	22 051	19%
	Accouchements	9 623	10 651	1 029	11%
	Total	127 384	150 463	23 079	18%
CHR Sokodé	Consultations	98 756	122 465	23 710	24%
	Accouchements	4 370	8 479	4 109	94%
	Total	103 126	130 944	27 819	27%
Total	Consultations	304 094	395 108	91 015	30%
	Accouchements	17 163	23 842	6 679	39%
	Total	321 257	418 950	97 694	30%

		Évolution de la fréquentation 2 mois / période de référence			
		Période Réf.(1)	mars à avril 22	Ecart	%
CHP Notsè	Consultations	2 620	3 405	785	30%
	Accouchements	148	182	35	23%
	Total	2 768	3 587	820	30%
Total Général	Consultations	873 068	1 063 678	190 611	22%
	Accouchements	58 594	70 870	12 276	21%
	Total	931 662	1 134 548	202 886	22%

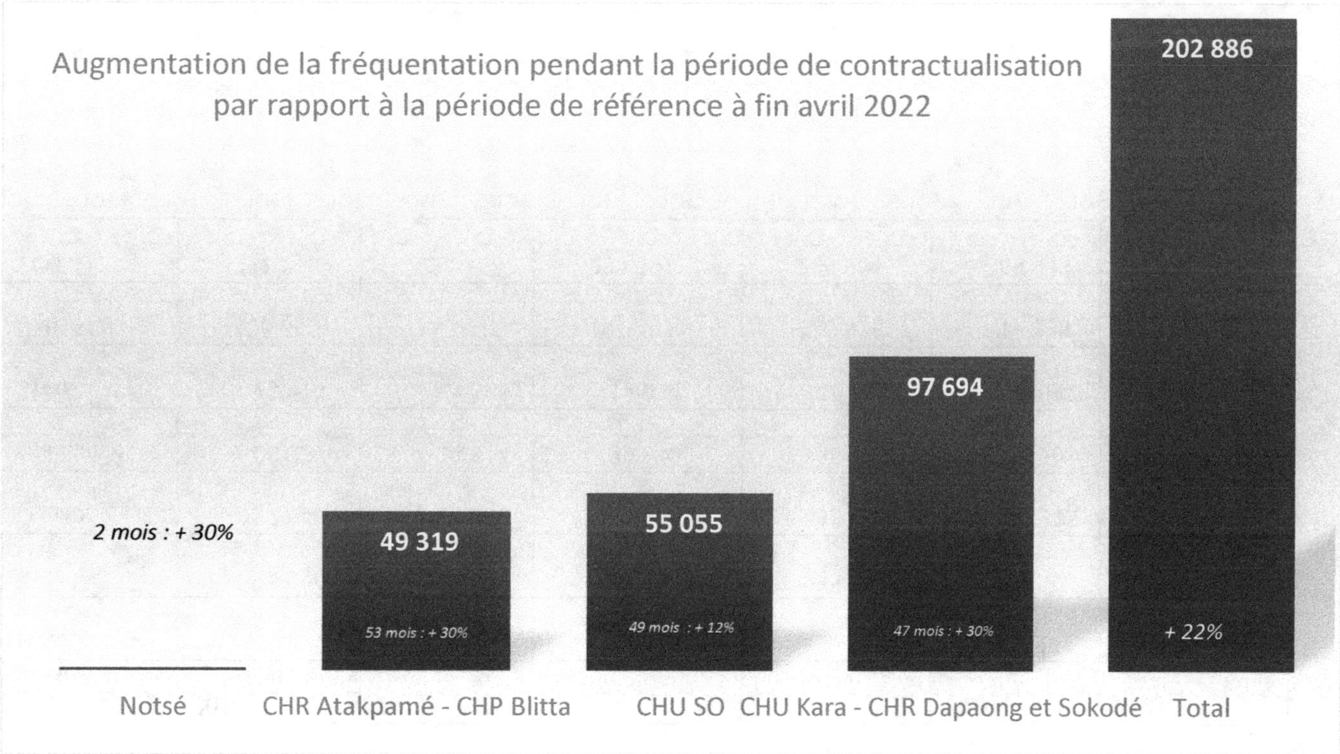
Augmentation de la fréquentation pendant la période de contractualisation par rapport à la période de référence à fin avril 2022
2 mois : + 30%
49 319
53 mois : + 30%
55 055
49 mois : + 12%
97 694
47 mois : + 30%
202 886
+ 22%
Notsé
CHR Atakpamé - CHP Blitta
CHU SO
CHU Kara - CHR Dapaong et Sokodé
Total

Tableau 48 : – Évolution du nombre d'actes année par année de consultations :

Total Fréquentation	2016	2017	2018	2019	2020	2021
Sokodé	27 977	26 555	28 476	36 980	31 114	34 302
Kara	25 096	24 076	25 664	35 571	34 096	36 244
Dapaong	32 046	34 236	35 284	38 489	36 245	38 139
Atakpamé	28 037	24 814	29 348	32 423	32 508	34 100
Blitta	12 014	11 366	14 034	16 685	17 022	18 469
CHUSO	106 640	113 411	101 485	126 816	119 008	127 538
TOTAL	231 810	234 458	234 291	286 964	269 993	288 792

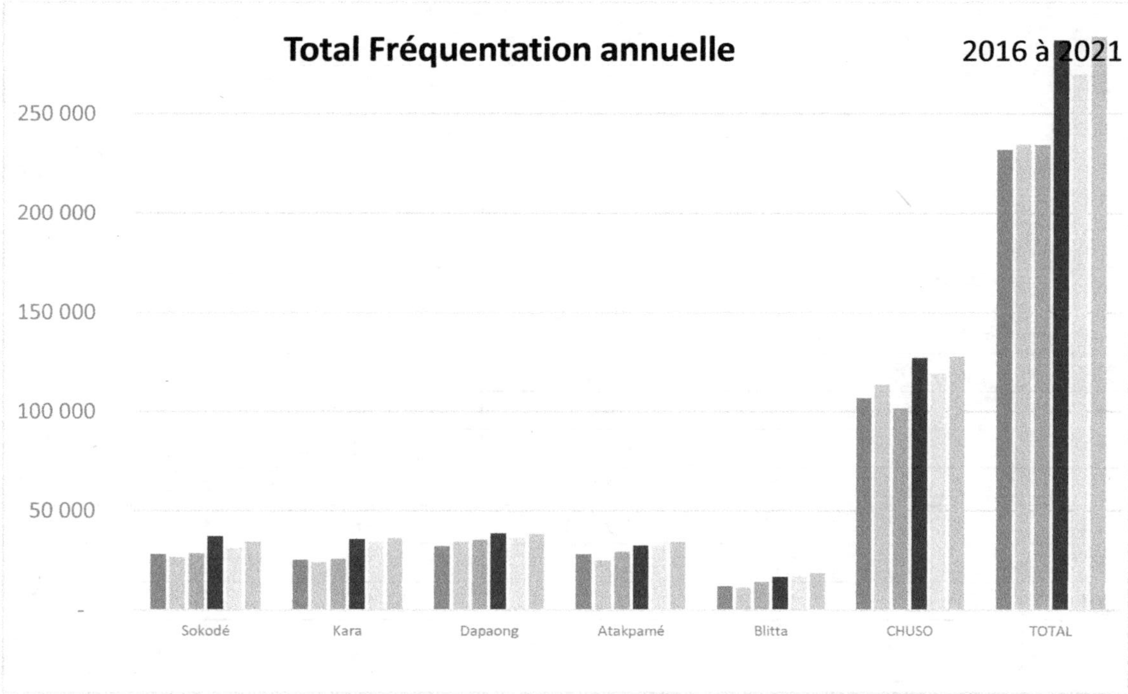
Total Fréquentation annuelle
2016 à 2021
250 000
200 000
150 000
100 000
50 000
-
Sokodé
Kara
Dapaong
Atakpamé
Blitta
CHUSO
TOTAL

Tableau 49 : Analyses de laboratoire

Nbre d'analyses de laboratoire	2016	2017	2018	2019	2020	2021
Sokodé	59 497	60 187	71 184	81 141	77 410	103 500
Kara	30 983	34 334	51 607	72 124	79 545	92 615
Dapaong	95 924	93 517	89 865	109 283	107 594	123 575
Atakpamé	59 289	58 934	53 568	63 587	65 781	71 189
Blitta	14 579	14 736	13 046	20 754	25 166	31 238
CHUSO	117 787	145 461	121 530	181 107	206 408	244 057
TOTAL	378 059	407 169	400 800	527 996	561 904	666 174

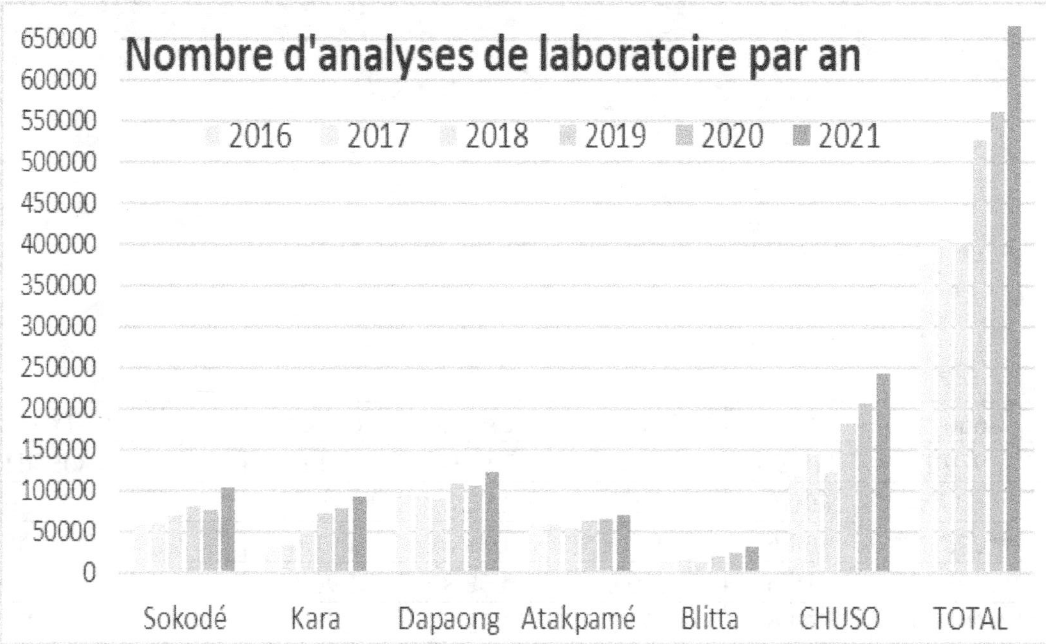
Nombre d'analyses de laboratoire par an
2016
2017
2018
2019
2020
2021
650000
600000
550000
500000
450000
400000
350000
300000
250000
200000
150000
100000
50000
0
Sokodé
Kara
Dapaong
Atakpamé
Blitta
CHUSO
TOTAL

Tableau 50 : Examens d'Imagerie Médicale :

Nbre d'actes d'imagerie médicale		2017	2018	2019	2020	2021
Sokodé	3 775	2 722	4 624	5 679	6 976	8 039
Kara	6 417	6 706	7 664	9 093	10 262	11 511
Dapaong	7 766	8 393	7 923	9 815	10 767	11 775
Atakpamé	9 134	9 930	10 250	9 803	10 353	10 274
Blitta	-	2 230	2 836	3 362	4 115	4 232
CHUSO	15 047	21 702	19 035	25 611	31 626	33 425
TOTAL	42 139	51 683	52 332	63 363	74 099	79 256

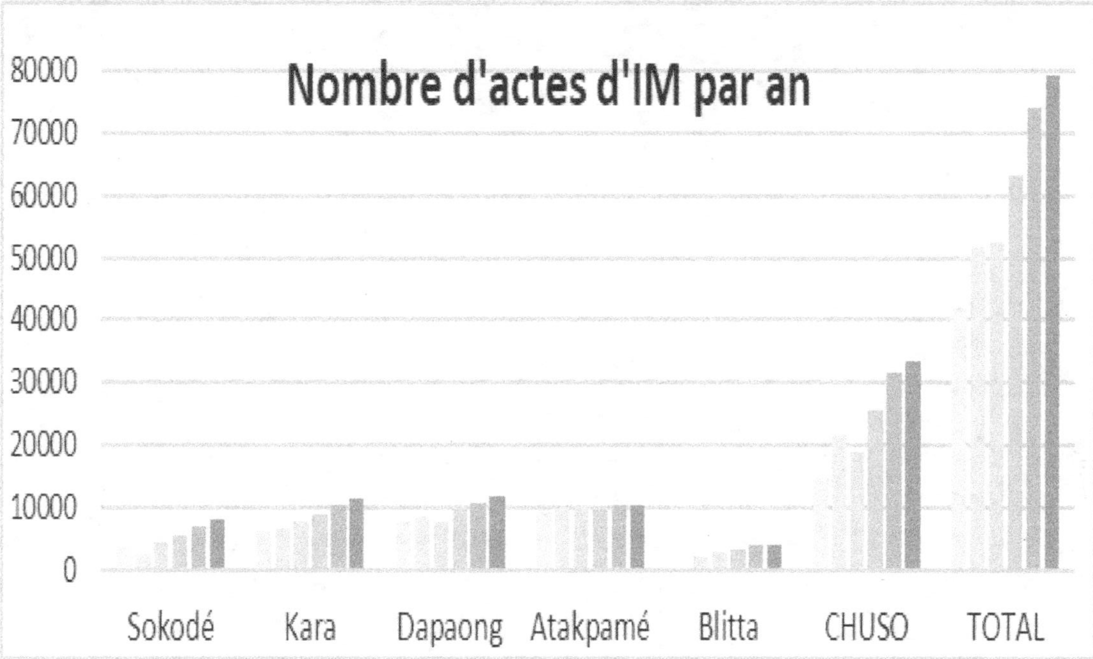
Nombre d'actes d'IM par an
80000
70000
60000
50000
40000
30000
20000
10000
0
Sokodé
Kara
Dapaong
Atakpamé
Blitta
CHUSO
TOTAL

4 - Coût de la contractualisation

Le coût de la contractualisation, constitué des frais de prestation du contractant, est fourni par le tableau 51. Ils représentent globalement 6% du budget de fonctionnement des hôpitaux, et 20% de l'écart des chiffres d'affaires.

Tableau 51 : Frais de prestation de la contractualisation rapportés aux écarts des chiffres d'affaires et au budget des hôpitaux (du démarrage de chaque hôpital jusqu'au 28 février 2022)

Formation sanitaire	Durée de la contractualisation (en mois)	Écart en chiffres d'affaires (FCFA) *	Frais de la contractualisation (FCFA)**	Frais de prestation rapportés à l'écart des chiffres d'affaires (en pourcentage)	Frais de prestation rapportés au budget de la formation sanitaire (en pourcentage)
CHU-SO	47	2 752 108 957	491 104 926	17.8%	4.4%
CHR d'Atakpamé	51	1 151 355 631	267 600 741	23.2%	8.0%
CHP de Blitta	51	512 680 920	160 560 445	31.3%	14.8%
CHR de Sokodé	45	885 026 436	238 132 413	26.9%	7.9%
CHU Kara	45	1 590 507 273	238 132 413	15.0%	8.2%
CHR de Dapaong	45	1 498 179 560	238 132 413	15.9%	6.0%
TOTAL		8 389 858 775	1 633 663 351	19.5%	6.4%

*par rapport à la moyenne des mêmes mois de la période de référence, c'est-à-dire les 24 mois précédents la contractualisation, Actes médicaux + pharmacies

** Frais justifiés des contractants GSA et OIGH (donc hors CREDES) sur toute la période au 31/12/2021 + frais issus de la comptabilité d'OIGH pour janvier et février 2022

5 - Les effets collatéraux de la contractualisation et satisfaction des patients

La contractualisation a conduit des partenaires à appuyer les structures où elle est mise en œuvre, convaincus qu'ils sont de la qualité de gestion qui en est désormais faite (tableau 52).

Tableau 52 : Effets collatéraux de la contractualisation

Formation sanitaire	Action	Bailleur	Montant
CHR d'Atakpamé	Réhabilitation et équipement du bloc opératoire et de la réanimation	État d'Israël	160.000.000 FCFA
CHR de Sokodé	Réhabilitation et équipement du service de pédiatrie	ONG Santé, solidarité, développement	120.000.000 FCFA
	Réhabilitation et équipement de la maternité	ONG Urbis Fundation	14.410.000
	Installation de panneaux photovoltaïques	Ville de Nuremberg	54.510.026 FCFA
CHU Kara	Appareil de radiographie	Organisation Ouest-Africaine de la Santé	160.000.000 FCFA
CMS de Siou	Ambulance	Ville italienne de Capo Di Ponte	Coût non précisé
CHU-SO	Réhabilitation des urgences chirurgicales	Programme des Nations Unies pour le Développement	100.000 Euros

6 - Satisfaction des usagers

La satisfaction des patients, évaluée dans les formations sanitaires, sur la base de critères dont cinq principaux critères (délai d'attente, accueil/courtoisie, professionnalisme, propreté et disponibilité des services et des médicaments) a abouti à des résultats encourageants (résultats recueillis au terme d'une étude menée par le contractant, et corroborée par un organisme indépendant, le CROP (Center of Research and Opinion Poles).

Tableau 53 : Évaluation du taux de satisfaction des usagers dans les hôpitaux contractualisés

Centre	2019 Nombre d'usagers interrogés (Pourcentage de satisfaits)	2020 Nombre d'usagers interrogés (Pourcentage de satisfaits)	Total des usagers interrogés (Pourcentage de satisfaits)
CHR d'Atakpamé	422 (72%)	1551 (79%)	1973 (%)
CHP de Blitta	700 (86%)	845 (93%)	1545 (90%)
CHR Sokodé	1904 (78%)	1207 (80%)	3111 (79%)
CHU Kara	2067 (79%)	1334 (81%)	3401 (80%)
CHR Dapaong	2046 (79%)	1244 (85%)	3290 (81%)

La contractualisation des formations sanitaires s'est par ailleurs soldée par la disponibilité en médicaments dans les centres contractualisés, supérieure à 95% à Dapaong, Kara, Sokodé, Atakpamé et Blitta ; un diagnostic pertinent des besoins ; la salubrité des centres ; la motivation et la valorisation des agents désormais impliqués dans la gestion à travers le comité de trésorerie ; le renforcement de l'appui des partenaires.

Outre les aspects quantitatifs, la contractualisation a, durant sa mise en œuvre, permis de se rendre compte de la profondeur et de l'étendue du mal issu de la mauvaise gestion ; d'accélérer l'ouverture d'écoles paramédicales (sages-femmes et infirmiers d'État) à Tsévié, à Kpalimé, à Atakpamé et à Dapaong, les formations sanitaires désormais opérationnelles sont plus aptes à servir de sites de stages aux apprenants.

Les résultats enregistrés dans les hôpitaux de Dapaong, Kara, Sokodé, Atakpamé et Blitta, et au centre médico-social de Siou étaient plus prompts que ceux enregistrés au CHU-SO. Ce contraste est imputable à de nombreux facteurs complexes et intriqués : la résistance à la réforme a été la plus forte au CHU-SO, dans ses différentes composantes ; le contractant, le CREDES, en était à sa première expérience en la matière ; le CHU-SO a accumulé, au fil des années, la forme achevée de toutes les mauvaises pratiques hospitalières au Togo. L'ancrage de ces pratiques dans les réflexes et dans la pensée leur a donné un parfum de normalité. La taille du mammouth était telle que son dégraissage paraissait totalement illusoire. Ceci a été perceptible dans la tendance consistant au renoncement plutôt qu'à l'importation et à l'appropriation de bonnes pratiques.

Les tendances observées en début de contractualisation se sont renforcées au fil du temps, permettant la mise en place d'une prime de performance au profit des agents, élaborée d'un commun accord entre la direction de l'hôpital, les agents et la société contractante. Les résultats des mesures prises au CHU-SO n'ont pas tardé à avoir un impact voisin de celui enregistré dans les autres centres, comme l'attestent les figures et les tableaux ci-dessous.

La contractualisation a été accompagnée au CHU-SO de deux actes majeurs : la dotation du service de radiologie d'un nouvel échographe et d'un nouvel appareil de radiographie, et le recours au leasing au niveau du service de laboratoire. Ces actions conjuguées ont eu un impact sur ces services.

Au CHU-SO, le leasing mis en place au laboratoire en décembre 2019, a permis d'introduire des analyses supplémentaires, portant ainsi à 135 le nombre total d'analyses effectuées, contre 44 au départ. Trois analyses (D-dimères, ionogramme sanguin, CRP) ont été ajoutées à celles effectuées à la garde, permettant au service dédié d'en réaliser en continue 15.

En marge de la contractualisation, garante d'une gestion efficace, deux facteurs ont boosté le fonctionnement du CHU-SO : la réhabilitation de la morgue, d'un coût de 450 millions de francs, et l'acquisition d'équipements de laboratoires à travers un système de leasing.

Le leasing a consisté, sur la base d'un contrat avec des fournisseurs, en la mise à disposition par ceux-ci d'équipements au profit du CHU-SO qui en contrepartie achètera les réactifs auprès d'eux. Les laboratoires ont ainsi été dotés de trois automates d'hématologie, de biochimie, et d'immunochimie (réception en novembre 2019 et mise en service en décembre 2019). Le CHU-SO s'est en outre doté d'équipements complémentaires (un analyseur d'électrolytes, un spectrophotomètre, un semi-automate d'hémostase, un lecteur de CRP, troponine I, D-dimères, CK-MB, une centrifugeuse de bas niveau 12 trous, deux microscopes binoculaires LED, deux distillateurs d'eau 8 litres/h, deux Réfrigérateurs avec cage à congélation 360 litres, trois agitateurs Vortex, 70 micropipettes type EPPENDORF, deux centrifugeuses de basse vitesse 48 trous, quatre fauteuils de prélèvements, deux lampes à pieds). Les locaux du laboratoire de biochimie ont été réhabilités (fin des travaux en octobre 2019) et une salle de prélèvement construite (fin des travaux en décembre 2019).

En résumé, à ce stade, la contractualisation dans les différentes formations sanitaires s'est soldée par :

-Une augmentation du nombre total de personnes soignées de plus de 100.000 ;

-Une amélioration de l'offre de soins : la contractualisation a servi de socle au leasing des laboratoires du CHU-SO, où le nombre d'examens est passé de 44 à 135 ;

-Une augmentation des performances des formations sanitaires : actes, consultations, fréquentations, hospitalisations, disponibilité de produits pharmaceutiques ;

-Une création d'emplois : seul le premier responsable de la société contractante est un expatrié ; les 49 agents y travaillant sont des Togolais ;

-Une augmentation des sites de stages des apprenants, notamment des étudiants en médecine et des médecins en spécialisation, dont le nombre dépasse largement les capacités des sites classiques que sont les CHU de Lomé ;

-Une augmentation des chiffres d'affaires, avec comme corolaires ;

Le paiement régulier des salaires des agents émargeant sur le budget des formations sanitaires ;

L'absence de grèves inhérentes au non-paiement des salaires des agents émargeant sur le budget de la formation sanitaire ;

Le recrutement pertinent de personnel sur la seule base des besoins réels de la formation sanitaire ;

Le règlement progressif des dettes accumulées par les formations sanitaires, notamment à l'égard des grossistes de la pharmacie ;

L'achat de matériels d'usage courant, selon une priorité établie par les acteurs de la formation sanitaire ;

-Une augmentation du chiffre d'affaires est d'autant plus intéressante qu'elle représente en juillet 2021 le quadruple des frais payés à la société contractante. Ce rapport est d'ailleurs appelé à se réduire au fil du temps, les frais de gestion restant fixes et le chiffre d'affaires augmentant ;

-Un renforcement de la confiance avec les partenaires qui, rassurés par une saine gestion, confirment leur disponibilité à accompagner et à appuyer le système de santé : la dotation en appareil de radiographie du CHU Kara par l'Organisation Ouest-Africaine de Santé et l'appui apporté par l'Israël au CHR d'Atakpamé à travers la réhabilitation et l'équipement de la réanimation et du bloc opératoire en sont la parfaite illustration ;

-Une restauration progressive de la confiance des populations, comme attestée par les résultats de l'enquête relative à la satisfaction des usagers ;

-Deux acquis non marchands, peut-être les plus importants, et d'ordre essentiellement mental et comportemental :

La place de la gestion comme pilier incontournable de tout système de santé viable a été rappelée et démontrée ; elle a ainsi été hissée au rang prioritaire et primordial qui est le sien ; fait remarquable, ce rôle a été réaffirmé par les plus hautes autorités. Le déficit de gestion est à l'origine de la dégradation de nombreux hôpitaux construits au cours des quarante dernières années en Afrique sub-saharienne. La gestion devrait être partie intégrante des hôpitaux dès leur conception. Sans elle, l'hôpital de référence flambant neuf a une durée de vie fonctionnelle de moins de 24 mois ;

La contractualisation à la togolaise est une réforme structurelle, relevant d'une initiative gouvernementale, conçue, mise en œuvre et prise en charge par l'État togolais, fait symptomatique du compter sur soi et du respect de soi, qui ne vont pas de soi. De par sa nature structurelle, elle vise à venir à bout d'un problème, en l'éradiquant à sa racine. De par ses objectifs, elle tarit la sève nourricière des arguments servant souvent de justificatifs à de nombreux projets soutenus par les bailleurs, basés sur un éternel recommencement, le mal n'étant jamais attaqué à sa racine.

CHAPITRE 7

QUELS ENSEIGNEMENTS TIRER DE LA CONTRACTUALISATION DES HÔPITAUX ?

L'objet du présent ouvrage, la gestion hospitalière, est arrimé à la morale et à l'éthique médicales, de même que la gouvernance de la cité est indissociable des principes moraux la régissant.

De la nuit des temps à nos jours, en passant par Hippocrate, Maimonide et Pasteur, la déontologie médicale et surtout son respect ont été une constante préoccupation. Cette déontologie a servi de socle au serment d'Hippocrate et à la prière de Maimonide, faisant appel au don de soi, au sacrifice, à l'amour du prochain, à la compassion envers le souffrant, et au désintéressement. Sa centralité a longtemps justifié la transmission du métier de père en fils, convaincus qu'étaient les anciens de l'impérieuse nécessité d'un moulage et d'un formatage précoces et constants du futur impétrant. Le champ d'exercice du soignant, la vie de l'homme, en justifie autant la noblesse du métier que sa sacralité. D'où son arrimage et son lien longtemps indissoluble à la métaphysique, aux croyances et aux religieux. L'Église catholique a ainsi longtemps pesé de tout son poids tant dans la gestion des facultés de médecine naissantes que dans celle des hôpitaux. Ainsi, pendant des siècles, la faculté de médecine a eu comme premier responsable (aujourd'hui doyen de faculté) le régent, premier responsable catholique. Elle y a transposé la morale chrétienne, sève de sa méthode de gouvernance. La bonne gestion dont jouissent la plupart de nos formations sanitaires confessionnelles n'en est pas étrangère.

De cette première phase de la contractualisation peuvent être tirés un certain nombre d'enseignements aussi bien sur la mise en œuvre que sur les résultats.

Bien que reposant sur de solides arguments, la contractualisation, comme toute réforme de grande envergure dans un pays, n'a pu être mise en œuvre que parce que portée par le Chef de l'État. Sa disponibilité dans le suivi de la réforme a été inégalée. C'est son soutien et sa détermination qui ont galvanisé les actions du ministère en dépit de nombreux foyers de résistance, d'hostilité et d'opposition. On rejoint là une constance de l'histoire : les grandes réformes et les grandes œuvres restent conditionnées par l'engagement du premier responsable. L'hostilité à la contractualisation était d'autant plus marquée qu'elle émanait de ceux ayant bien conscience de la pertinence de la réforme, mais qui voyaient leurs intérêts menacés. Certains de ces hostiles au changement le sont restés, chiffres à l'appui, tentant vainement de démontrer que les résultats enregistrés auraient pu l'être sans recours à une entité non étatique, feignant d'oublier que la contractualisation tire sa racine dans le non-respect de la chose publique et dans la non-observance de la déontologie médicale. L'engagement et la détermination du Chef de l'État sont indissociables d'une démarche fondée sur le compter sur soi. Il s'est agi en effet d'une initiative absolument gouvernementale, de sa conception à sa mise en œuvre, dont les piliers ont été arrimés aux données du terrain, et le financement assuré par l'État togolais. La conception s'est gardée de tout mimétisme, de tout diktat de l'extérieur, pour aboutir à un modèle empreint d'une forte togolité. Toutes les offres devant éroder les rôles régaliens de l'État ont été rejetées.

Le modèle de contractualisation a ainsi été contextualisé, nourri des sèves puisées de nos formations sanitaires. La ténacité imprimée par le Chef de l'État nous a permis de ne jamais baisser les bras, et de faire face aux multiples entraves, spontanées ou provoquées, masquées ou voilées, directes ou indirectes, du niveau central comme du niveau périphérique, habituelles comme novatrices, issues de l'allergie au changement tout comme du souci visant à préserver les acquis du modèle ayant cours. Ces entraves ont persisté, et le combat contre elles sera constant et de longue haleine, d'autant plus qu'il s'agit de venir à bout d'un état d'esprit. Symptomatiques de cet état d'esprit ont été les virulentes réactions de certains acteurs d'un hôpital dont on venait d'informatiser le laboratoire. On s'est ainsi rendu compte que des agents de ce secteur et leurs familles (au sens africain du terme) bénéficiaient d'une gratuité des prestations. La conséquence en fut l'arrêté signé le 10 mars 2021 dans lequel il est fait cas de la prise en charge du ticket modérateur par toute formation sanitaire publique, au profit de l'agent assuré y travaillant et de ses ayants droits, en complément de celle de l'Institut National d'Assurance Maladie auquel ont souscrit tous les agents de l'État, dans les limites des services offerts par celle-ci. Le même arrêté fait obligation aux agents de respecter les règles visant à renforcer la saine gestion des formations sanitaires où ils exercent.

Afin de permettre aux agents de santé communautaire de rentrer dans l'intégralité de leurs droits en partie détournés, nous avons, en lien avec les partenaires, exigé que leur paiement se fasse désormais par voie électronique. La résistance, quoique tenace, a été vaincue, et le principe désormais acquis, après la sortie et le suivi de la mise en œuvre effective de la note de service signée dans ce sens le 1er mars 2021.

De même, la gangrène liée à l'attrait des per diem nous a amenés à rejeter des requêtes basées sur un saucissonnage d'activités devant être menées en un bloc par souci de cohérence, ainsi que de celles portant sur des thèmes peu pertinents. Dans le même ordre d'idées, il convient de veiller à la signature de la fiche de présence et d'émargement par chacun des participants aux ateliers et séminaires, et non par le seul responsable au nom de tous les agents de lui dépendant, se donnant ainsi la possibilité de procéder en amont à une amputation aux dépens de ceux-ci. Le choix des participants aux ateliers est parfois orienté vers les agents dont la docilité et la résignation autorisent une amputation de leur per diem au profit de leur responsable.

La crise sanitaire liée à la pandémie de la Covid-19 a progressivement vu s'imposer les téléréunions et les visioconférences, en lieu et place d'ateliers et de séminaires. Cette nouvelle pratique a l'avantage d'un gain de temps et d'efficacité.

Des employés de la pharmacie de la formation sanitaire incitent des malades à aller s'approvisionner en dehors de celle-ci, pour des intérêts inavoués, malgré la mise à disposition de médicaments traceurs dont la liste a été établie par les acteurs du centre. Par une note de service datée du 1er février 2021, le Directeur du CHU-SO, a infligé une mise à pied d'un mois et un retard d'avancement de deux échelons à un employé de la pharmacie qui a délibérément refusé de servir une patiente qu'il orienta plutôt vers une officine privée. De même, par le biais du leasing, cent trente-cinq examens sont effectués dans le laboratoire du CHU-SO, au lieu des quarante-quatre. Mais en dépit de l'élargissement du plateau technique, des acteurs continuent à orienter des malades vers des laboratoires privés aux tarifs pourtant plus onéreux, dans le seul but de préserver leur commission.

Deux facteurs comportementaux sont à l'origine des dysfonctionnements qui ont cours dans le secteur de la santé : le non-respect de la chose publique et l'érosion dans l'observance de la déontologie médicale. Il ne s'agit pas d'une question de savoir ni de savoir-faire, mais plutôt d'une question de la mise en œuvre du savoir-être, tel qu'enseigné lors de la formation initiale dans les écoles et les facultés. L'obtention d'une note de 20/20 en déontologie par un étudiant lors de sa formation ne garantit pas la mise en œuvre effective des principes y relatifs au lit du malade. Il est vrai que le problème déborde largement du cadre de la santé, et a cours dans tous les secteurs, entretenu par le courant en vogue en ce troisième millénaire commençant, fait du règne du loisir, du plaisir, du cumul, de l'enrichissement massif et rapide, de l'hypertrophie des besoins non naturels et non nécessaires, de la primauté de l'avoir sur l'être, le tout caractérisant la « société discordante » (Jean Bernard) marquée par un contraste saisissant entre d'extraordinaires progrès scientifiques et techniques et des valeurs humaines et morales stationnaires voire régressives.

La contractualisation a induit une dose de rationalisation (après quantification exacte) dans la gestion des ressources de tout genre, notamment des ressources humaines. L'importance du personnel non soignant dans les formations sanitaires est imputable à des recrutements non pertinents dont le salaire des bénéficiaires pèse lourdement sur le budget de celles-ci, entravant du même coup un faible investissement dans la qualité des soins. À ce problème, les mesures suivantes ont été mises en œuvre : la priorité accordée aux soignants dans les recrutements, le recrutement régionalisé des agents lors des concours de la fonction publique arrimés aux besoins spécifiques des entités, l'autorisation préalable du niveau central au recrutement de tout agent contractuel par les hôpitaux.

Il est vrai que les États africains sont relativement jeunes. Il est également vrai que les nations africaines sont en construction, de même que le sentiment national qui en est satellite. Il en résulte une conception singulière de l'État, entité à laquelle l'individu se sent étranger et dont il doit tirer le maximum, n'ayant que des droits vis-à-vis de celui-ci. Le devoir de redevabilité est loin d'être la règle, la prise en compte de sa propre contribution à l'édifice national rare chez l'individu dont le réflexe est de tout attendre de l'État et de ses gouvernants. Ce tableau, remarquablement décrit par Amadou Hampaté Bâ dans l'Étrange destin de Wangrin, en 1973, au lendemain des indépendances, et par Axelle Kabou dans Et si l'Afrique refusait le développement, en 1991, est encore actuel. Le combat doit s'inscrire dans le temps, le fait étant ancré dans la culture communautariste de l'Afrique, sève nourricière de l'irresponsabilité individuelle et d'une hypertrophie du ratio de dépendance. Ce ratio comporte une dimension objective et démographique (plus de la moitié de la population africaine a moins de 25 ans), mais surtout une composante culturelle et comportementale (le statut de dépendant étant largement souhaité, entretenu, maintenu, revendiqué, et rarement perçu comme temporaire). La dépendance, au lieu d'être provisoirement définitive, devient définitivement provisoire. L'individu ne se sent donc ni redevable ni responsable de ses actes, les conséquences néfastes de ceux-ci devant être réparées ou supportées par la communauté. D'où de multiples interventions, visant à empêcher la mise en œuvre des peines et de sanctions infligées au coupable. D'où également la raillerie dont sont souvent victimes ceux qui émergent et se hissent à une classe sociale supérieure à celle dont ils sont issus, l'aide par eux apportée aux innombrables parents étant jugée constamment insuffisante, car apparaissant non comme un acte de solidarité, mais comme un devoir, sur le triple plan du vécu, du perçu et de l'imaginé, en raison de la primauté de la loi du partage sur celle de la production (le souci du chef du clan est avant tout d'inciter le productif à partager et non d'amener l'improductif à se muer en productif). Cette tendance à constamment se reposer sur autrui anesthésie chez l'individu l'exploitation de ses ressources et aptitudes propres et pire, érode le respect de soi indissociable du compter sur soi. Elle constitue une chape de plomb dotée d'une inépuisable force de l'inertie à l'origine d'un constant nivellement par le bas.

Les différents débats menés par les acteurs du secteur de la santé ont toujours été focalisés sur l'insuffisance de ressources, jamais sur la qualité de la gestion de celles existantes. Le fait de reléguer la gestion au second plan ou de lui accorder un rôle dérisoire a été à l'origine de l'écroulement de toutes les entités de soins modernes édifiées en Afrique sub-saharienne au cours des quarante dernières années. Les entités confessionnelles procurent plus de satisfaction à la population que les structures publiques. La cause réside non pas dans une plus grande présence du Saint-Esprit en leur sein, mais dans une gestion plus rigoureuse et plus saine, limitant les mauvaises pratiques et les détournements qui minent le fonctionnement des entités publiques. La bonne gestion rend souvent plus attractives ces entités confessionnelles aux yeux de l'opinion, mais constitue un repoussoir d'agents qui préfèrent exercer dans le secteur public, véritable terreau de malversations.

La pratique médicale des cinquante dernières années est très impactée par des progrès en imagerie, en biologie et en thérapie, aussi bien dans le bon que dans le mauvais sens. L'échographie depuis 1966, le scanner depuis 1971 et l'imagerie par résonance magnétique depuis 1981, ont révolutionné toutes les approches médicales relevant de l'appréciation de la forme et du contenu des organes et de leurs potentielles lésions. Mais ces outils ne doivent se substituer ni à l'intuition ni à la réflexion du médecin, résultant d'une bonne relation médecin-malade souvent chronophage et peu financièrement rentable. La qualité du rapport médecin-malade est étroitement liée à la faculté d'écoute du premier, et au respect et à l'attention accordée par celui-ci au second. Le soignant ne doit pas perdre de vue que l'imagerie et le laboratoire ont des limites, qu'elles ne sont que des outils devant se greffer sur l'ensemble de sa démarche, et que l'absence de preuve de maladie n'est pas la preuve d'absence de maladie. Le mirage induit par la fascination par l'image est dangereux et préjudiciable, aussi bien pour le malade que pour la société.

Dans ce monde où l'acquis et le cumul du matériel sont rois, où prime le marchand sur le non marchand et l'avoir sur l'être, l'essence de la médecine a subi une importante érosion. Le temps des médecins philosophes semble lointain, dans ce monde où le couple technoscience, aussi dominateur que tentaculaire, fait oublier que jusqu'au XVIIe siècle, la philosophie était la reine mère de toutes les sciences, l'encyclopédie universelle, englobant tous les savoirs, dont seront issues les sciences particulières, et à l'origine de la métaphore arborescente de René Descartes qui la définissait comme un arbre ayant pour racine la métaphysique, pour tronc la physique, et pour branches la morale, la mécanique et la médecine. La non-prise en compte de cette évolution de la pensée est à l'origine d'une démarche médicale mécanique, souvent exempte d'humanisme, et réduisant le médecin à un artisan, à une sorte de technicien de maintenance du corps humain, omettant de prendre en compte la complexité de l'être humain, cet animal issu «de la classe des mammifères, de l'ordre des primates, de la famille des hominiens, du genre homo et de l'espèce sapiens. C'est un être d'une affectivité intense et instable, qui sourit, rit, pleure, un être anxieux et angoissé, un être jouisseur, ivre, extatique, violent, aimant, un être envahi par l'imaginaire, un être qui sait la mort et ne peut y croire, un être qui secrète le mythe et la magie, un être possédé par les esprits et les dieux, un être qui se nourrit d'illusions et de chimères, un être subjectif dont les rapports avec le monde sont toujours incertains, un être soumis à l'erreur, à l'errance, un être ubrique (démesuré) qui produit du désordre.» (Edgar Morin).

Le Conseil Africain et Malgache pour l'Enseignement Supérieur (CAMES) a permis d'uniformiser les critères du parcours universitaire dans une quinzaine de pays africains francophones. Il demeure à ce jour l'un des outils d'intégration les mieux réussis en Afrique sub-saharienne. Le plan de carrière adopté par le CAMES en médecine est inspiré de la loi Debré (1958) qui confère trois fonctions à l'hospitalo-universitaire : l'enseignement, les soins et la recherche. Ces trois fonctions sont arrimées aux trois épreuves du concours d'agrégation en médecine : l'épreuve de titres et travaux en lien avec le parcours, les formations et les productions scientifiques du candidat ; l'épreuve de leçons destinée à évaluer l'aptitude du candidat à transmettre ses connaissances ; l'épreuve de malade ou de travaux pratiques consacrée aux tâches de soins. Il importe d'avoir à l'esprit que les trois fonctions ne jouissent pas toujours d'une parfaite harmonie chez le même candidat, ceux les combinant au rythme d'une parfaite symphonie étant minoritaires : les publications, colonne vertébrale de l'épreuve des titres et travaux, au poids considérable dans la réussite au concours et unique voie d'accès au sommet de la carrière (titularisation) ne sont pas toujours garantes d'une parfaite maîtrise de l'art de soigner. On peut ainsi avoir un agrégé à la maîtrise clinique limitée. En outre, la présence effective de l'agrégé à l'hôpital est loin de celle attendue, les impératifs universitaires souvent évoqués étant loin d'en être la justification exclusive. Une piste de solution à ces discordances serait la création d'un corps de praticiens hospitaliers, fait de spécialistes rompus à la pratique médicale, constamment disponibles pour assumer leurs tâches hospitalières et assurer les activités de soins, et dont le traitement avoisinerait celui de l'agrégé. Ceci est d'autant plus impératif que les hôpitaux manquent de plus en plus de soignants chevronnés, la tendance à la spécialisation en santé publique, à la mode depuis les années 1980, s'étant renforcée au fil des années, parce qu'ouvrant la voie aux organismes internationaux et aux entités apparentées aux salaires plus alléchants que ceux conférés par la fonction publique. Il est également souhaitable que ceux menant la carrière hospitalo-universitaire soient des adeptes irréductibles des choses de l'esprit : on n'est pas un bon spécialiste si l'on n'est pas un bon généraliste au préalable ; on n'est pas un bon enseignant si l'on est sans culture et sans conversation.

De l'héritage français est également issu le principe consistant à confier exclusivement et systématiquement la responsabilité de chefs de services des CHU aux hospitalo-universitaires de rang magistral. Force est cependant de reconnaître que diriger un service relève d'un exercice non automatiquement conféré par le meilleur parcours universitaire. On observe ainsi des chefs de service qui réduisent leurs activités aux seules consultations et visites (et encore), exempts de toute initiative managériale, les conduisant à rester distants ou indifférents aux aspects fondamentaux indispensables à la bonne marche du service et de l'hôpital. Diriger est un art et une pratique qui s'apprennent plus qu'ils ne s'enseignent, à la seule condition de le vouloir et d'en faire une préoccupation voire une priorité. Dans L'art de diriger, Gardner a répertorié neuf tâches incombant au leader : concevoir des objectifs, affirmer et célébrer des valeurs, motiver, gérer, réaliser l'unité, expliquer, symboliser l'identité collective et la continuité, représenter le groupe, rénover. Comme on le voit, aucune des épreuves du concours d'agrégation ne prépare à l'acquisition de ces aptitudes. Le niveau conféré par le parcours qui se solde par l'agrégation peut cependant en faciliter l'acquisition, à condition de s'y intéresser. Il importe, compte tenu des expériences vécues, de ne plus systématiquement arrimer la direction des services au grade universitaire, et de veiller à l'aptitude réelle de l'intéressé à diriger, comme c'est d'ailleurs le cas en Amérique du Nord. En effet, le bon disciple ne fait pas toujours le bon maître, et les aptes à créer sont à distinguer de ceux doués à être de bons continuateurs.

La faiblesse des institutions et le contexte socio-culturel africain ont en outre renforcé le mandarinat médical issu de l'héritage colonial. Il n'est pas ainsi rare de voir un professeur de rang magistral aller à la retraite sans avoir assuré la relève, et ce, sans s'en émouvoir. Tout se passe parfois comme si l'intéressé a pris des dispositions pour éviter d'avoir une succession et se rendre à jamais indispensable. On aboutit ainsi à l'un des plus nocifs paradoxes de l'enseignement, le refus de partager son savoir et son savoir-faire, alimenté par l'illusion d'augmenter son pouvoir !

Conclusions

La contractualisation, à travers la bonne gestion qu'elle induit, impacte la qualité et l'offre de soins. La réforme y afférente s'est soldée par une augmentation des chiffres d'affaires, une amélioration des indicateurs portant sur les fréquentations, les consultations, les hospitalisations, les actes dispensés, la disponibilité des médicaments et l'utilisation rationnelle des ressources. La contractualisation a en outre contribué à améliorer l'image de l'hôpital auprès de l'opinion publique, et à mobiliser des ressources auprès des partenaires désormais confiants en l'utilisation orthodoxe faites de celles-ci. La qualité des soins qui en résulte constitue une condition sine qua non à l'effectivité de la couverture sanitaire universelle. L'importance de celle-ci repose sur un souci de justice, d'équité et de solidarité, basé sur l'attention à accorder aux plus vulnérables, aux plus démunis, et aux plus déshérités.

Cependant, la contractualisation et la saine gestion qu'elle vise, ne sauraient résumer tous les pans nécessaires à l'établissement d'un système de santé robuste et résilient. Elles n'en sont qu'un des piliers, nécessaire, mais non suffisant. Elles serviront de socle à l'utilisation efficiente des ressources de tout genre (humaines, matérielles et financières) dont doit constamment s'abreuver le système de santé. Elles ne sauraient donc se substituer à l'octroi de ressources dont elles constituent cependant un excellent moyen de mobilisation et d'utilisation. De même, elles méritent d'être complétées et arrimées au respect de la déontologie par la stricte application de la loi, pour protéger à la fois la population et le système.

En somme, la contractualisation, bien que trop nécessaire et efficace pour être rejetée, est en même temps trop politique pour être politicienne, trop arrimée à la racine du mal pour se prêter à la politique spectacle, trop orthodoxe pour être d'emblée applaudie, trop soumise aux yeux de Corneille pour être dans le champ visuel de Racine, trop originale pour être en phase avec de mauvaises habitudes profondément ancrées, trop rationnelle pour ceux tenant de la suprématie de l'affect, trop embarrassante pour pouvoir être mise en œuvre sans l'engagement de la plus haute autorité, et trop limitée dans son rayon pour se passer de ressources dont elle constitue cependant un excellent moyen d'acquisition et de mobilisation. La contractualisation est en outre la parfaite illustration de l'important fossé existant entre le potentiel dont sont nantis les cadres africains et leur productivité, particulièrement lorsqu'ils exercent dans le secteur public.

Bibliographie

Agba K.C.M. Ministre avec Eyadema. Les Éditions de la Rose Bleue, 2009.

Auber E. Philosophie de la médecine, Éditions Germer Baillière, 1865.

Bebray-Ritzen P. Claude Bernard ou un nouvel état de l'humaine raison. Albin Michel, 1992.

Berger M. La folie cachée des hommes de pouvoir, Albin Michel, 1993.

Bern S. Le bel esprit de l'histoire, Albin Michel, 2013.

Bernard J. Et l'âme ? demande Brigitte. Buchet/Chastel, 1987.

Bernard J. C'est de l'homme qu'il s'agit. Odile Jacob, 1988.

Fassin D. Pouvoir et maladie en Afrique. Anthropologie sociale dans la banlieue de Dakar. PUF, 1992.

Cabrol C. Parole de médecin. Hachette Carrère, 1991.

Gardner JW. L'art de diriger. Nouveaux horizons, 1991.

Grasset J. Le milieu médical et la question médico-sociale, Grasset, 1911.

Hampaté Bâ A. L'étrange destin de Wangrin, Éditions 10/18, 1973 et 1992.

Jaffré Y, Sardan (de) J-PO. Une médecine inhospitalière. Les difficiles relations entre soignants et soignés dans cinq capitales d'Afrique de l'Ouest, Karthala, 2003, 450 p

Kabou A. Et si l'Afrique refusait le développement ? L'Harmattan, 1991.

Kane A. L'éthique, le soignant et la société. L'Harmattan, 2016.

Kane A. La vie sur un fil. L'Harmattan, 2013.

Kourouma A. Les soleils des indépendances, Éditions du Seuil, 1970.

Memmi A. Portrait du colonisé, 1957, Corrêa

Morin E., Le Paradigme perdu : la nature humaine, Le Seuil, 1973, rééd. coll. « Points Essais », 1979.

Moulin A.M. Bilan de l'initiative de Bamako en Afrique : la fin d'un modèle de santé publique ? Med Sci (Paris) 2013 ; 29 : 216–217

Péluchon R. La santé, un angle d'analyse de l'impact des processus de la globalisation et des programmes de « développement » : Impact des plans d'ajustement structurel sur la santé, des accords de l'OMC 7 mars 2007

Rapport annuel 2021 du Conseil National de Lutte contre le Sida, Lomé, Togo..

Ridde V. L'accès aux soins de santé en Afrique de l'Ouest. Au-delà des idéologies et des idées reçues. Montréal : Presses de l'Université de Montréal, 2012, 344 p.

Sembène O. Sous l'orage. Présence africaine, 1964

Sendrail M. Histoire culturelle de la maladie. Privat, 1980.

Siliadin KM. Émigration des médecins togolais formés à la faculté mixte de médecine et de pharmacie de l'Université de Lomé. Thèse soutenue le 06 octobre 2010.

Sournia JC. Histoire et médecine. Fayard, 1982.

Stendhal Souvenirs d'égotisme, Gallimard, 1983.

Villiers (de) P. Qu'est-ce qu'un chef ? Éditions Fayard, 2018, 254 p.

Poèmes

Santé et médecine

La santé, vaste et complexe domaine,
Aussi tentaculaire que sous tutelle,
Aussi inspiratrice qu'animatrice,
Tout aussi déroutante qu'ondoyante,
Est une préoccupation constante,
Dont les multiples graines germinatrices
Sont arrosées d'une sève plurielle,
Pour en assurer la croissance sereine.

Au rang des nombreux auteurs y contribuant,
Figurent l'hérédité, le cadre de vie,
La culture dans toutes ses dimensions,
Le statut hormonal, l'alimentation,
L'hygiène et les facteurs assainissant,
De même que l'accessibilité aux soins,
Qui prend en compte le plus reculé des coins,
Dont le lourd silence rend inexpressif l'avis.

À la kyrielle de facteurs y concourant,
Tant en nombre qu'en intensité débordants,
S'appose une démarche holistique,
Hostile à l'attitude narcissique,
Restreignant la santé à la médecine,
La médecine à la thérapeutique,

Et la thérapeutique aux médicaments,
Pour exalter du noble art les racines,
Dont la sève en élucide les ferments.

Régie par le diktat de l'irrationnel,
Durant sa tendre, mais vieille enfance,
La médecine ouvrit son compteur de gloires,
Avec l'avènement des six glorieuses,
Prélude à sa fabuleuse histoire,
Frayée par Pasteur, Claude Bernard et Mendel,
Dont le génie scella l'acte de naissance
Du recul des théories ténébreuses.

L'art de soigner a ainsi plus évolué
Durant le siècle de l'Homo Sapiens,
Qu'au cours des trois derniers millénaires,
Cible qu'il fut des rayons de lumière
Projetés par le soleil de la science
Qui, par la technologie ainsi essaimée,
L'incite à l'addiction de se muer,
L'imprimé étant rapidement périmé.

Plan National de Développement Sanitaire

Important pilier du Plan National
Dont il emprunte l'approche holistique,
Il impacte l'action gouvernementale
Dont il partage la portée synergique.

Ses entités, enchevêtrées et connectées,
Sont réparties en axes interdépendants
Ainsi exposés dans un but didactique,
Dans un corpus au légitime ascendant,
Dont les composantes aisées à détecter,
Servent de vecteur à toutes les pratiques.

La mère et ses descendants sont ménagés,
Ainsi que l'adulte et le sujet âgé,
Tant dans les maladies migrant de corps en corps
Que lors des maux au second âge pour décor.
Sont aussi pris en compte la nutrition
Ainsi que le mode et le cadre de vie,
L'hygiène et l'accès à l'eau potable,
Antidotes des maladies transmissibles,
Contre qui ils se déchaînent tous à l'envi,
Pour servir d'étendard à la prévention.

La réhabilitation de l'existant,
Son équipement et sa bonne gestion,
Fleurs d'un système désormais résilient,
Au secours de toute la population,
Serviront d'assise aux entités huppées
Dont on peut être aussi trahi que dupé.

On ferait ainsi mieux face aux endémies,
De même qu'aux urgences épidémiques
Dont les récentes flambées sur le continent,
Au prix fort d'un tribut aussi lourd qu'accablant,
Ont mis à nu des lacunes systémiques
Que comblera le normatif à jour remis,
Source d'une réussite solidaire
Préférable à tout exploit solitaire.

Le ministère de la santé

En charge d'ajouter des années à la vie,
Mais aussi d'adjoindre de la vie aux années,
Les deux soucis à embrasser car combinés,
Ainsi qu'exigée par l'instinctive envie,
Le ministère, un des poumons sociaux,
Est souvent entre l'enclume et le marteau.

La pathologie est gravée de deux bourreaux :
Les affres dont la pauvreté sert de terreau,
Et l'ignorance de loyal partenaire,
Cause de désolation chez la mère ;
Et les affections par détour transmises,
Où plane la maladie hypertensive.

La dommageable gestion des ressources,
S'allie à leur patente insuffisance,
Tant qualitative que quantitative,
Auxquelles l'État remédie à la source,
Avec rigueur, doigté et bienveillance,
Dans le strict respect de ses prérogatives,
À travers son plan quinquennal sanitaire,
Inspiré d'une vision holistique,
Et creuset de mesures complémentaires,
Où règnent en déesses les plus pratiques.

Ainsi vont être assemblées les pièces
D'un système robuste et résilient,
Pouvant faire front tant aux cas de détresse,
Qu'à ceux domptés par les rites quotidiens.

Se trouveront également constitués,
L'idéal cadre de stage des apprenants,
Le champ d'expression du génie des savants,
Leurs caps maintenus car toujours évalués.

Genèse de la contractualisation

Contemporaine du noble art de soigner,
Qu'elle prétend encadrer jadis et naguère,
La gestion, quoique formellement enseignée,
Est toujours en quête de fiables repères.

La connexion à la magie fut vaine,
À l'instar à celle aux Saintes Écritures,
Auxquelles l'ondoyante et complexe créature
Ne s'accroche que lorsqu'assaillie de peines.

Il en a été ainsi de la gouvernance,
Inspirée des testaments et du Saint Coran,
Qui à travers une phobique pénitence,
Rendirent d'eux les hôpitaux très dépendants.

La transmission faussement héréditaire
Dont étaient persuadés les lointains pères,
Enivrés par le futur de leurs descendants,
Fit le lit de l'indécent et de l'arbitraire.
L'échec du cadrage par le religieux,
Attesté par divers et convergents constats,
Ouvrit la brèche au moderne État,
Qui, tout embrassant, s'avéra pernicieux.

Le tout État ayant montré ses limites,
Toutes les formes d'économie confondues,
Tant dans sa réalité que dans son mythe,
Servi de socle au creuset d'actes fondus.

Cotylédons de la même noix de cola,
Envers et revers de la même pièce,
Enfin audibles à la voix de la sagesse,
L'État et le privé célébrèrent leur gala.

Ce mariage, commémoré et scellé,
Fit naître la contractualisation,
Qui pallie les lacunes ainsi descellées
En vue de leur totale épuration.
Raisons d'être de la contractualisation
Symbole de divers dysfonctionnements,
Minant les entités sanitaires publiques,
Terreau de pratiques contraires à l'éthique,
Maltraitant les patients sans ménagement,
La tentaculaire faillite de gestion,
Connue et reconnue par tous et partout,
Au mépris des moissons de la formation,
Annihile tous les efforts et tous les atouts.

Aux antipodes du serment d'Hippocrate,
Elle entrave le repos de Maimonide,

Dévoile les limites du technocrate,
Auteur d'ignobles et divers homicides.
Le gouffre né de cette faillite ancrée,
Qu'alimentent des actes peu recommandables,
Trouve sa racine dans le dommageable,
Que l'indécence a hissé au rang du sacré.

Ainsi naît un fossé entre les ressources,
Aussi bien humaines que matérielles,
Certes limitées, mais bien substantielles,
Et les besoins du peuple à bout de course.

Il importe de trouver un palliatif,
Visant à restaurer l'utile orthodoxie,
Avec le souffrant au cœur du dispositif,
Et son respect porté jusqu'à la minutie.

La contractualisation y pourvoit,
À travers la délégation de gestion,
Arrimée aux lois de la publique fonction,
Dont elle a en partage l'écoute des sans-voix.

Contractualisation à la togolaise

L'approche contractuelle, volonté d'agir,
Amarrée à celle patente de réfléchir,
En œuvre dans nos formations sanitaires,
Est en phase avec la thérapie salutaire,
Attendue de tous contre la précarité,
Qui torturait chacune de leurs entités.

Les fondamentaux de l'État régaliens,
Dont les composantes sont mises en lien,
Pour porter haut cette initiative,
Attaché qu'il est à ses prérogatives,
Servent de socle à cette approche,
Sève et animatrice de reproches.

Ainsi garde-t-il la main sur le personnel,
Son traitement et ses motivations,
Les équipements et leur réparation,
De même que sur les infrastructures,
Dont il reste garant de l'architecture,
Selon un plan d'essaimage rationnel.
À charge au contractant non étatique,
Sur la base d'une gestion déléguée,
Objet d'une convention avec l'Etat,

Incluant à sa phase pilote Blitta,
D'être à l'affut des mauvaises pratiques,
Héritage pendant des décennies légué,
Qu'il doit dénicher de tous les coins et recoins,
Pour leur porter un coup de massue avec soins.

Le contractant, membre actif de l'orchestre,
Compositeur d'une nouvelle symphonie,
Inspirée de la plus haute autorité,
Et interprétée par les acteurs du centre,
Est rémunéré sur des critères définis
Axés sur l'équité et la lucidité.

Pensé et essaimé de proche en proche,
Ajusté en fonction des leçons tirées,
L'assainissement incarné par l'approche,
Joint à un apport de ressources conséquent,
Laisse éclore un tandem dont l'effet marquant
Permettra aux âmes de mieux respirer.

Structures éditoriales du groupe L'Harmattan

L'Harmattan Italie
Via degli Artisti, 15
10124 Torino
harmattan.italia@gmail.com

L'Harmattan Hongrie
Kossuth l. u. 14-16.
1053 Budapest
harmattan@harmattan.hu

L'Harmattan Sénégal
10 VDN en face Mermoz
BP 45034 Dakar-Fann
senharmattan@gmail.com

L'Harmattan Cameroun
TSINGA/FECAFOOT
BP 11486 Yaoundé
inkoukam@gmail.com

L'Harmattan Burkina Faso
Achille Somé – tengnule@hotmail.fr

L'Harmattan Guinée
Almamya, rue KA 028 OKB Agency
BP 3470 Conakry
harmattanguinee@yahoo.fr

L'Harmattan RDC
185, avenue Nyangwe
Commune de Lingwala – Kinshasa
matangilamusadila@yahoo.fr

L'Harmattan Congo
219, avenue Nelson Mandela
BP 2874 Brazzaville
harmattan.congo@yahoo.fr

L'Harmattan Mali
ACI 2000 - Immeuble Mgr Jean Marie Cisse
Bureau 10
BP 145 Bamako-Mali
mali@harmattan.fr

L'Harmattan Togo
Djidjole – Lomé
Maison Amela
face EPP BATOME
ddamela@aol.com

L'Harmattan Côte d'Ivoire
Résidence Karl – Cité des Arts
Abidjan-Cocody
03 BP 1588 Abidjan
espace_harmattan.ci@hotmail.fr

Nos librairies en France

Librairie internationale
16, rue des Écoles
75005 Paris
librairie.internationale@harmattan.fr
01 40 46 79 11
www.librairieharmattan.com

Librairie des savoirs
21, rue des Écoles
75005 Paris
librairie.sh@harmattan.fr
01 46 34 13 71
www.librairieharmattansh.com

Librairie Le Lucernaire
53, rue Notre-Dame-des-Champs
75006 Paris
librairie@lucernaire.fr
01 42 22 67 13

www.ingramcontent.com/pod-product-compliance
Lightning Source LLC
LaVergne TN
LVHW021211061026
849535LV00008B/2682